To feel your great body

MARUMOTO Yuriko

クレヨンハウス

からだを感じよう——丸本百合子

Illustrations by NAGASAKI Kuniko
Bookdesign by SUGISAKA Kazutoshi

もくじ

「美しさ」について

女性のからだと病気のこと

思春期を迎えるあなたと思春期の子どもをもつあなたへ

もっと広く知りたい、からだといのちのこと

この本を通してあなたに伝えたいこと「わたしのからだ」を感じてみよう。

この本を通して、女性であるあなたが自分のからだをよく知って、自分で自分のからだを管理する手助けができれば幸いです。

特に、女性の性器の状態や働きについては、自分の健康のこととしてではなく、妊娠・出産の機能としてしか学んでいないひとが多いのではないでしょうか？　でも、妊娠していないときだって、わたしたちはいつも女性のからだをもって生きているのです。だから、自分が快適に生きてゆくために、自分のからだと仲よしになってほしいなと思います。

からだには個性があります。ひとりとして同じ顔のひとがいないように、からだの形や仕組みは、ひとによってみんな違います。だから、いつも自分のからだをよく観察できているひとは、病気になったときでも、対処のコツを心得ています。「このくらいの風邪なら寝て治せば大丈夫」とか、「この状態はいつもと違って何かおかしいぞ」とか、医者のかかり方も上手です。家庭医学書などを読んで、知識を得ることも大切ではありますが、あなた自身のからだの特徴について書いてある本はないのです。

からだを観察するというのは、たとえば、喉《のど》が痛いときに、鏡の前で口を開いて、赤くなっていないか、腫《は》れていないか、観ることがあるでしょう。性器についても同じことが言えます。でも、膣《ちつ》のまわりがかゆいとか、腫れている感じがするなどという患者さんに、「自分で観てみましたか？」と聞くと「そんなー！」と、とんでもないといった反応が返ってくることが多いのです。

性器も口のなかも、同じ自分自身のからだなのに、おかしいと思いませんか？　自分のからだなのに、なぜそこだけ差別されるのでしょうか？

これは、わたしたちが幼いときから、下のほうは恥ずかしいところ、自分で観たり触ったりしてはいけないところ、恋人のためにとっておくところ、などという刷り込みを受けているからではないでしょうか。これは、女性が、男性の手によらずに自分の性的感性を身につけることを妨げたいという男性の身勝手がつくりだした「常識」なのです。

自分のからだが観察できないために、性器の形や色がおかしいのではないかとか、おりものが多すぎるとか、無用の心配をしているひともいます。膣から出るおりものは、細菌の感染を防ぐという大切な役目を持っているのに、おりものが多いのはいけないことだと思い込んで、膣のなかを洗いすぎて、かえって炎症をおこしたり、かゆみを増加させてしまうひともいます。

タンポンが奥に入ってしまって取れなくなったといってあわてて産婦人科にくるひともいます。自分の指を膣のなかに入れれば簡単に取り出せるのに、それができないのですね。

セックスのときに痛いというひともいます。でも、指を入れてみて、自分の膣の形を確かめていれば、快適な方向をパートナーに伝えることができるのです。男性まかせにしているから、無理な方向に押されて痛みが出るのですね。

外性器を鏡で観てみると、2枚の羽のようなひだが、やさしく膣の入り口を保護しています。膣のいちばん奥には、子宮《しきゅう》の入り口があります。この子宮のなかは、卵管を通じて、おなかのなかにまで通じているので、性行為で移された病気がおなかのなかにまで広がってしまうこともあるのです。そのため、手で触ると傷ついたりばい菌が入ったりするのではないか、と心配するひとも多いのですが、膣のなかのおりものには、普通の細菌なら退治する力があるのです。清潔に洗った手で触るなら心配はありません。ただ、疲れたり、無理をしたりしてからだ全体の抵抗力が落ちているときには、風邪にかかりやすくなるのと同じように、膣にも炎症がおこりやすくなります。

ところでたとえばわたしたちが、「いまが春」ということを認識するには、2通りの方法があります。ひとつは、カレンダーが3月になったから「春がきた」と認識する。もうひとつは、暖かくなったから「春がきた」と認識することです。

たとえば3月になると、冬のオーバーを着ているとちょっと不釣り合いかなと、寒いのを我慢して薄いコートに替えてしまうことがありませんか?

これは、どうやらわたしたちが、肌で感じる季節よりも、数字で測れる指標を頼りにした生活、この場合は、暦の数字で認識できる生活をするようになっているからではないでしょうか。それで、現代人の生活から、だんだん五感が後退しているようです。そうすると、からだの感性も鈍りがちになります。

ひとは誰でも、体調が悪くなるのを知らせてくれるための、信号を持っています。

疲れたり体調が悪くなると、風邪をひきやすい、頭痛がおこる、おなかが痛くなる、下痢や便秘になることもあります。また、女性だったら、月経の異常がおこったり、特にこれといった病気ではなくても、具合が悪くなることもあります。

ところが、寒くても3月だから春だ、と無理やり認識するのと似て、具合が悪いけれども病気ではないのだから、自分は元気なはずだと、自分のからだに無理やり思い込ませてしまうひとがいるのです。風邪薬や痛み止めや健康ドリンクなどを飲めば、とりあえず症状が回復して元気になったように感じるかもしれません。でもそれは、一時的にからだの信号を消してしまっているにすぎないのです。だから、本来なら休養をとって、自分のからだをいたわってやらねばならないのに、薬で自分のからだを元気だとだましてしまうのです。そうすると、だんだんとからだの声に耳を傾けることができなくなってしまいます。

こういったことが重なると、やがて疲労が蓄積して、ますます体調を崩す結果になってしまいます。中・高齢者の過労死なども、そういった自分のからだのサインを無視して、あるいは無視せざるをえない状況で働かされていたことによって、おこる悲劇と考えられます。

持病のあるひとや、からだの弱いひとは、自分のからだを損なからだだと思うかもしれません。バリバリ働いても平気な、元気なからだだったらいいのに、と思うかもしれません。

でも、昔から一病息災といって、どこか病気のあるひとのほうが長生きするといわれています。つまり、からだの弱いひとほど、からだのセンサーが敏感だということですから、長生きの傾向にあるということなのでしょう。女性は、からだに月経と排卵のリズムを持っている分だけ、男性よりもセンサーが敏感です。

月経痛がひどくなってきたとか、月経前になるとだるかったりむくんだりするとか、月経不順や無月経を訴える女性のなかには、ストレスが多く、からだにやさしくない生活をしているひとがずいぶんいます。そして、それがこのような症状の原因になっていることに、気づいていないひとが多いのです。

また、月経の量が増えたり、おりものがいつもと違っていたりすることは、婦人科の病気を知らせてくれるサインであることが多いのですが、吸収性のよいパッドやおりものシートを使っていると、こういったからだのサインがわからなくなってしまいます。

女のからだというのは、とても正直です。ほおをなでる風の暖かさから季節を感じるように、からだの声を感じてみましょう。

「美しさ」について

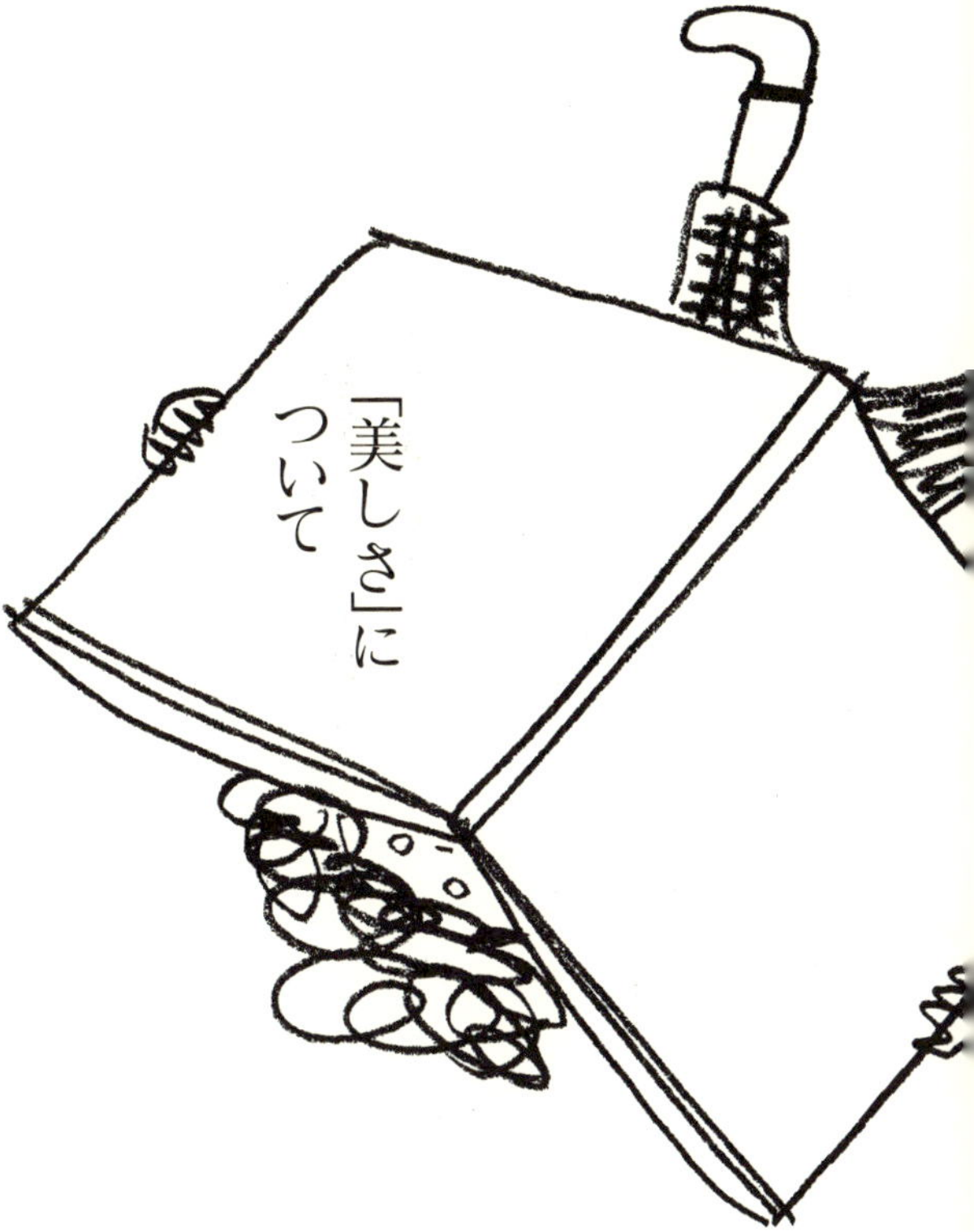

ひとはなぜ、きれいになりたいの?

昔から女性の美しさは、花のイメージにたとえられてきましたが、男性が花にたとえられることは、あまり聞きませんね。

しかし最近では、町を歩いていると、「花のようにきれい」と言いたいような、おしゃれな男の子に出会います。男の子が読む雑誌には、男性向けのファッション、化粧品、エステ、美容整形……と、男の子がきれいになるものがそろっています。

わが家の洗面台も、息子が高校生になったころからずっと、男の子の整髪料や化粧品に占領されています。男性が、男は顔かたちじゃないといって、わざときたならしくして粋がっていたのは、昔のこと。いまは、男の子も、「きれい」を求めているようです。

こういう現象を「ちょっとすてきな傾向」ととるか、「若者が中身よりも外見ばかりにとらわれて、薄っぺらになっている」と嘆くかは、評価のわかれるところですが、わたしはどちらかというと前者のほう。美容整形とか異常なスリム指向までは、やりすぎと思いますが、男性もひと目を気づかって「きれい」を気にするようになってきたのは、いいなと思います。

朝の満員電車のなかでも、よれよれでフケだらけの背広を着ているムサいオジサンと隣り合わせになったらつらいものがあるし、向こうに立っている若い男の子を見習って、少しは身なりに気をつかってほしいよな、と思ってしまいます。オジサン世代が思春期だったころは、男が身なりに気をつかうことがなかったのだからと、半分あきらめてはいますけどね（ただ、いくらきれいでも、マナーが身についていなければ、だいなしなのは言うまでもないことですが）。


女の場合、結婚したとたん身なりに気をつかわなくなった、女として魅力的であろうと努力しなくなった、ということが夫の浮気を正当化する言いわけにもつかわれてきました。一日中子どもの世話に追われていたら、そんなことに気をつかっているヒマもないというのに、男ってなんて身勝手なんだろう、とも思いました。

でも、これからは男も、薄ぎたなくなってセクシーでなくなれば、「仕事が忙しいんだから家にいるときくらいゴロゴロしていたいんだよ」などという理屈は聞き入れられず、それが妻から離婚を言いわたされる原因にもなることでしょう。

それにしてもなぜ、ひとは、「きれい」を求めるのでしょう？　見られる自分を意識して自分をアピールしたい、自分がたのしくなりたい、流行に遅れたくない、仲間外れにされたくない、いろいろあるでしょう。

花は生殖の営みが行われる時期だけきれいに咲いて、あとは散ってしまいます。鳥のオスも繁殖期になると、きれいになり、求愛行動をはじめます。でも、人間の「きれい」は、どうやら求愛行動のためだけではなさそうです。

これまで「きれい」は、ミス・コンテストに象徴されるような、もっぱら若い健康な女性に要求されることばでした。女が男に観賞される対象として、求められたものでした。

でもいまは、男性も、高齢者も、病気のひとも、障害をもつひとも、自分のおしゃれをたのしんでいます。太めでも、歳をとっても、体型が崩れても、それなりの「きれい」ができるということ。若い女性の体型や容姿を基準に「きれい」が決められるのではなくて、そのひとなりの「きれい」を自分で評価できること、それがすてきです。

そういえば以前、高校生のルーズソックスについて、あれこれ言っていたら、「でもあれって、足が太めの子でも自信もてるからいいんだよ」と言われたことがあり、なーるほどと思いました。

病院でも、パジャマのおしゃれをたのしむひとがいます。抗がん剤で髪の毛が抜けてしまったひとたちが、色とりどりのスカーフや帽子でおしゃれをしています。在宅用の携帯点滴ポンプを、好みの布で飾って、ファッショングッズのようにしているひともいました。車いすをおしゃれにしている障害者もいます。

「きれい」が、性や年齢を問わずに認知されてきたと言えます。これは、恋人募集期間だけではなくて、普通の社会生活のなかの、いろいろな人間関係のなかで、見られる自分を意識するたのしさにつながります。

これは、相手を性的な観賞物ととらえる目ではなく、人間どうしのまなざしのかわし合いから生まれた感性ではないでしょうか。

自分がリラックスできる服、着ていますか？

パンツ、昔はパンタロンと言いましたが、これがおしゃれ着として登場したのは、わたしが大学生、1970年前後のことと記憶しています。

それまではミニスカート全盛の時代でした。あの時代のミニの流行は、いまのように、「ひざ下やロングに混じってミニが目立つ」というような、なまやさしいものではありませんでした。スカート丈がひざ下のものなんてみっともなくてはけない、長いスカートでは恥ずかしくて出かけられないという時代でした。外出用の長いスカートなんて、売っていなかったのです。若者用だけでなくて、中高齢者用でも、マタニティーウェアでも、みんなミニスカートでした。だから、冬場の冷えはたいへん。当時の大学は、暖房はあってもだだっ広い講堂で、すきま風があちこちから入ってくるというものでしたから、腰から下の冷えをこらえながらの授業は、つらかったです。

どうしても寒ければ、ズボンやスラックスもありましたが、スラックスはあくまでアウトドアか作業用、一流ホテルのレストランには「男性のノーネクタイと、女性のスラックスはお断りします」という張り紙があったくらいでした。

だからそんなころ、ズボン型のボトムがオシャレで着られるというパンタロンの登場は、とってもありがたかったのです。

パンタロンは、はじめ歌手のステージ衣装でした。すそをひきずるほどに広がったドレッシーなパンタロンでしたが、その奇抜に見えたボトムが町に出てくるのはアッという間でした。寒さに震えていたわたしたちは、すぐにとびつきました。

あのころ、ミニスカート以外のボトムがなかったことは、異常なことでした。ファッションがそこまで画一化されていたということもさることながら、寒いときにミニスカートで外出せねばならず、腰から下が冷えきってしまったということは、女性の健康によくないことでした。冷えれば、末梢の血液の循環が悪くなります。月経痛がひどくなることもあります。それにもかかわらず、流行に逆らえなかったのです。

もともと衣服は、寒さや照りつける太陽などから、からだを守るもの。そして、からだを守るという目的のなかで、おしゃれをたのしむ、というものではないでしょうか？　それなのに、流行が優先されて、健康が犠牲になってしまうとは、本末転倒ですね。

ついでにいえば、靴もそうでした。わたしはもともとハイヒールは苦手ですが、かかとの高い靴で長時間歩いたり、立っていたりすることは、骨や筋肉に悪い影響を与えることが知られています。しかし、わたしが大学生のころは、おしゃれな靴を選ぼうとすれば、みんなハイヒール、かかとの低い靴は、デザインなど無視されたようなものばかりでした。

いまは、パンツとかかとの低い靴でおしゃれがたのしめるようになったのですから、本当にいいな、と思っています。このスタイルは、わたしのからだにとって楽で、歩きやすくて、暖かいからです。

わたしはO脚なので、両ひざをくっつけて座っているのがとても苦痛です。いすに座るとどうしてもひざが開いて、短めのスカートだと見苦しい気がするのです。その点、パンツだと足の形を気にせずに、リラックスできます。

いまは、スカートの長さも形もいろいろあります。自分のからだに快適なものを、選べる時代です。最近では、冷えを防ぐために、若い女性たちの間でも、腹巻きや、綿のシャツなどの暖かい下着（おばあちゃんの知恵が若者に認知されたということでしょう）が、ひそかな人気を呼んでいますが、よい傾向だと思います。

わたしたちは「女らしくする」とか「男にかわいらしく思われる」という「らしさ」を捨てて、自分らしく生きるのが、いちばん楽に生きられるのだということを発見しました。

ファッションの多様化もその表れではないでしょうか。

からだの「オキテ」は
もう、いらない。

わたしたちが生活する社会には、法律のような文字で示されたルールとは別に、暗黙のうちにこうあるべき、こういうことが常識という、文章には書かれていないルールがあります。守らなくても、罰則があるわけではないのですが、守らないと、居心地が悪くなる、恥ずかしくなるようにしむけられています。

なかには公衆道徳のように、みんなが気持ちよく社会生活をするために、本当に必要で大切なルールもあります。でもそうではなくて、ひとに迷惑をかけるわけでもないのに、周囲と違った行動を抑制し、個人の自由な個性を奪うようなルールも多く、「オキテ」ともいわれます。

特に、西欧とくらべて日本は「ムラ社会」と言われます。まわりと同じ生活様式をとらず、冠婚葬祭をこれまでの風習と違うように行ったり、近所や職場のレクリエーションやつき合いに参加しなかったり、服装や生活態度が個性的だったり、まわりと同じことをしないと、仲間はずれにされてしまうような集団が多いと言われています。

「ムラ社会」などというのは封建的な地方の風習で、そのうちだんだん消えるもの、若者のなかにはそんなものは受け入れないと考えているひとたちも多いかもしれません。でも、この「ムラ意識」というのは、いまの若者たちのなかにもしっかり根づいているのです。「ムレ（群れ）意識」と言い換えるとわかりやすいかもしれません。

流行に乗り遅れると恥ずかしい、人気アイドルが自分の好みでなくても、それに関心を示さなければ仲間外れ、流行のグッズやファッションやヘアスタイルが自分に似合わなくても、合わせなければ仲間はずれにされてしまう。こんな友だちづき合いは、自分らしいライフスタイルを主張するとつまはじきされるムラ社会のご近所さんや、つき合いも仕事のうちという企業の体質とそっくりです。

グッズやファッションならまわりに合わせても、余計な出費くらいで大きな被害はないかもしれません。しかし、性やからだに関するオキテには、危険なものがたくさんあります。

たとえば「スリムでなければ」というのも、そのひとつでしょう。テレビや女性週刊誌でも、エステのＣＭをよく見かけますね。商品を売りたい側が、意図的に「話題性や流行」→「スリムなボディがすてき」「エステにゆこう」をつくります。それがさらに進むと、「遅れているのは恥ずかしい」→「スリムでないオンナは恥ずかしい」「おなかが出ているワタシは恥ずかしい」という強迫感念が生まれ、さらに進むと、「いっしょにやらなかったら仲間じゃない」→「太っていたら仲間じゃない」「やせる努力をしないなんて友だちじゃない」という「オキテ」に発展します。

その結果、標準体重という指標から見たら太りすぎではない女性まで、「やせなきゃ、やせなきゃ！」という強迫感念にとらわれています。「これでやせられる！　理想の体型に！」というＣＭにとびついて、どんどんお金をつぎ込み、からだまでこわす女性たちがいる……。基礎化粧品すらめったに使わないわたしにとっては、ちょっと理解できないんです。

本当に肥満のひとは、健康のために、適正体重くらいまでには減量する必要があります。でも肥満でもない女性が「スリム」という基準に合わせて、自分のからだを改造し、やせすぎになっているのは、王子様と結婚したいために、つま先を切断してシンデレラの靴に無理やり自分の足を合わせようとした、シンデレラの姉みたい。
やせすぎは、からだのバランスを崩します。急に体重が減ったために、月経がこなくなってしまう女性もいます。月経なんてどうでもいいと思っているひともいますが、これは大きな間違い。月経がこないということは、からだが痛めつけられているという危険信号なのです。

グラマラスだったりスリムだったり。言ってしまえば「イイオンナ」なんて、遊び相手にするオンナに対して、男たちが勝手に決めている基準なんですよね。体型はひとそれぞれ、みんな違ってあたり前。どんな体型だって、自分に合ったおしゃれをたのしむことはできます。「オキテ」に自分のからだを破壊されないように気をつけてくださいね。

ゆっくり自分を好きになろう。

「毛深いこと、悩んでいます。それに生理もあまりこない」とお便りくださった方がいます。

そんなあなたに、カウンセラーの安積遊歩《あさかゆうほ》さんのことばを贈りたいと思います。

安積さんは、先天性骨形成不全《せんてんせいこっけいせいふぜん》という病気をもっています。骨が弱くてすぐに骨折してしまう病気で、からだがとてもちいさく、いつも車いすで生活しています。『ねえ、自分を好きになろうよ！』（バタバタの会）という本のなかから（本当は全部読んでほしいのですが）、一部を紹介します。


『あなたは、鏡を見るのが好き？

裸になって、自分の体をどこもかしこもぜーんぶ、きちんと見たことありますか。

どんな感じがする？

足が太いって？　背が低いからいや？　ニキビがいっぱいではずかしい？　胸が小さすぎるから（大きすぎるから）、いやになっちゃう？　毛深いのが気になる？　体臭があるのがいや？

私はもともと、自分の体が好きじゃなかった。

生まれたときから二歳になるまで、一日おきに注射をされて、二十回の骨折と八回の手術。むりやり歩く練習をさせられたこと……私の体が私にくれるものは、「痛み」ばっかりでした。（中略）

十代って、誰かのことを好きになるとき。それはとってもステキな、ワクワクすることの始まりです。それなのに、私の体は人よりずっと小さくて、背中だって曲がっていたのです。（中略）

いま、自分の体がすみからすみまで大好きかって聞かれたら、うーん、ちょっと難しいかもしれない。

毎年夏がきて、ノースリーブの服を着るとき、「わきの毛はそろうかな」と思う。私は、この毛があんまり好きじゃないらしい。

白髪を見つけると、「あーあ」って思う。「あなただって私の体なのに、好きになれなくて、ごめんね」とあやまってしまいます。

そんなふうにいろいろあるけれど、でもやっぱり、私は私の体が好き。（中略）

自分の体がきらいなのは、ひとりぼっちだから。誰も自分のことなんか好きになってくれないと思うから。
だから私はいま、大好きな人たちといっぱい手をつないだり、抱きあったりしています。人の暖かさを感じること。そうすると、ひとりぼっちじゃなくなるし、どんどん自由になれるのです。

私の体は私のいちばん大切な友達です。
誰とも会わない日でも、「調子はどう?」「どんなふうにしたい?」って私の体に話しかけます。体のいっていることを聞きます。体が望んでいることをしてあげます。おいしい食事を作ったり、動くところを動かしてダンスをしたり。

自分の体を好きになってね。世界にたったひとつの、あなただけのものだから。
私はみんなのことが、すごくすごく大好きだよ』

からだって、とっても正直です。ストレスや、からだにやさしくない生活や、ダイエットなどでからだやこころをいじめていると、排卵や月経のリズムが乱れることがあります。

その反対に、強力なホルモン剤でも排卵をおこせなかったようなひとでも、何かのきっかけで、からだやこころが解き放たれると、排卵と月経のリズムが自然に回復してしまうことがあります。

「ホルモンのバランス」は、からだからの声で左右されているのです。

安積さんは、ずっと月経不順で子どもができなかったので、自分は不妊だとばかり思っていたそうです。でも40歳になって突然妊娠して、子どもをもったのです。きっと、「コウ・カウンセリングの会」のなかで、多くの仲間にかこまれ、からだの緊張がほぐれたからなのでしょう。

手紙をくださったあなたはいま、薬の力を借りないと、月経がこない状態なのですね。でも、一生その状態が続くというわけではありません。いつの日か、何かのきっかけで、薬を使わなくても、月経と排卵のリズムが戻ってくるようになるかもしれません。いまはホルモン剤が必要なのでしょうが、あせらずに、自分のからだとつき合ってください。

自分を好きになる過程は、ひとそれぞれです。

『ねぇ、自分を好きになろうよ!』について知りたい方、購入されたい方は、バタバタの会(電話0426・66・3550)までお問い合わせください。

女性が
歳を重ねるということ。

「年齢」について考えてみましょう。

年齢を数え年で計算していた昔は、年が明けると自分の歳が1年増えることになりました。子どものころは、誕生日がたのしみだったけれども、いつのころからか誕生日を迎えるたびに、「あーまた歳とった」なんて嘆くようになります。歳をとったことを嘆くのは、いつまでも若くありたいな、という願望があるからでしょうね。昔から不老長寿というのは人類の夢でしたが、特に女性は、年齢を意識させられる機会が多いようです。

それではなぜ、若いほうがいいのでしょう?

「美しいから」「元気だから」「可能性が多いから」「想像力があるから」「冒険ができるから」、いろいろな答えが返ってくるでしょう。では、何歳までを「若い」というのでしょう？　これもいろいろです。80代の方からみれば、70歳でもまだまだ若いと言われるかもしれません。でも20歳でも「もう歳だから」なんて言ってるひともいます。また、年齢にかかわらず、前向きに生きているようなひとは、こころが若いのです。こうなると「若さ」なんて、とてもあいまいなものであるとも言えます。

以前ある雑誌で「ドクターの健康法」というコーナーの取材を受けました。「先生はお元気そうですが、どんな健康法をしていますか？」と聞かれたのですが、あらためて考えると、困ったな、わたしは医者の不養生そのもので、「健康法」なんてまったくやっていないことに気づきました。

スポーツは好きじゃない、栄養のバランスを考えた食事なんてつくるヒマがない、健康食品とかサプリメントなどというものも、広告はよく目にするけれども使う気がしない……。「お元気そう」と言われても、わたしだって人並みに、朝起きるとからだが重い、肩こり、腰痛、ひざが痛い、細かい字が見にくいなどという状態は、この数年、特に感じるようになってきています。でも、他人からは、元気いっぱいでハードな仕事をバリバリこなしているように見られているらしいのです。

これは、わたしがからだの不調にあまりこだわらないからかもしれません。40歳を超えたころから「女の若さと容姿」に執着しなくなって、50歳を超えたころから「元気や快調であること」に執着しなくなりました。わたしは歳を重ねるごとに、こうあらねばならぬという価値観を捨てられたので、憑きものが落ちたようにのんびりした気持ちになれたのです。

でもそういう女たちでも、歳とともに体調が悪くなると、落ち込みそうになることがありますね。特に閉経を迎える更年期には、加齢現象といっしょになって、急にからだの変調を感じることが多いのです。

そのうえ仕事、家事、介護などと忙しく働き、職場や家庭や近所や親戚などのゴタゴタにつき合わされていれば、元気であるほうがおかしいくらい……。こんなとき体調が崩れるのは、からだが正直である証拠。何もやる気がしなくなったり、全身が倦怠感におちいるのは、からだの危機に対する生体の防御反応とも言えるのです。女は男に比べて、からだを感じるチャンスが多いのです。

初経にはじまる毎月の月経・排卵のホルモンリズム、妊娠、出産、流産、いろいろな病気、そして閉経と、女のからだはそのたびに波に揺られます。からだの変調があると、すぐに更年期だと思いこんでしまうひとが多いようですが、更年期だけが大変な時期というわけではないのです。更年期でなくても体調が悪いときはありますし、更年期でも体調を崩さずに過ごせるひともいます。

でも確かなことは、人間の体力は年齢とともに低下するし、病気にもかかりやすくなるということ。だから若いときと同じようにがんばっては、からだがかわいそう。

いつも元気である必要はないのです。いつもがんばる必要はないのです。からだが「疲れた」と信号を発しているとき、こころが「いらいらする」と信号を発しているときには、こころとからだを休ませてあげることが必要です。

更年期のウソにまどわされないで。

近ごろは、「若くないこともけっこういいもんだ」って思います。

「疲れやすくなった。ねばりがきかなくなった」と言う患者さんには、「わたしだってここのところ、疲れますよ。歳には逆らえないのよ」と言うと、妙に納得してくれます。「若くない」年齢だからこそあたり前のように言えるのですね。

さて、長く生きれば女性として避けられないのが更年期を迎えること。「更年期」は、ひと言でいえば「閉経周辺の数年間」。女性のからだの一生はバラエティに富んでいて、①生殖機能のない子ども時代、②生殖機能をもつ性成熟期、③生殖の役目から解放された老年期、と3つのステージがあります。①と②の移行期が思春期、②と③の移行期が更年期です。

40代の後半ごろから、卵巣《らんそう》ホルモンの分泌量が減少して、月経が不順になってきたら、更年期に入ったということ。やがて閉経となり、からだが再び安定を取り戻すまでの5~10年くらいの間です。でも更年期については間違った理解をしているひとが多いので、それをいくつかあげてみましょう。

1 「体調が悪くて疲れやすい。30代だけれど、更年期になってしまったようだ」
2 「わたしは子どもを産んでいないから、更年期が重いんだわ」
3 「更年期になったら女じゃなくなってしまう。寂しいわ」
4 「更年期って、ヒマなひとがなるのよ。働いて忙しくしていれば、ならないのよ」

以上は、全部誤りです。

更年期には体調が悪くなりがちですが、体調が悪いこと=更年期、ではありません。更年期でなくても、過労やストレスやほかの病気で体調を崩したり、疲れたり、いらいらしたりすることはあります。たとえば1のケースでは、からだの不調の本当の原因を見落とす危険があります。

また、女のからだにおこるできごとは、産まない性をおとしめたり、産む性を必要以上に美化したり、脚色された情報が多いのです。更年期に限らず、月経障害や婦人科の病気や、こころの病気が、2のように何の根拠もなく「産まなかった」「中絶した」「セックスしてない」せいにされています。

更年期の症状の重い軽いは、個人差やそのひとの生活や仕事などの状態と関係がありますが、出産やセックス経験のあるなしなどとは無関係です。

これには、若さと母性にしか女の価値を見い出そうとしない社会や男性にも、問題があります。「若くない」と感じられるからだの変化に自信を失い、心理的な混乱や孤立感から落ち込む女性もいます。そして「母性役割」や「若さ」と「女であること」を混同すると、3のような誤解が生まれます。

更年期は誰にも訪れますが、すべての女性が更年期障害になるわけではありません。

更年期には月経が不規則になるのと並行して、突然汗をかくほてり、動悸、うつ状態、不眠、不安感、めまい、皮膚・粘膜のかゆみなど、卵巣ホルモンの減少による多種多彩な症状がひとによって出ることもあるし、出ないこともあります。また、家族関係や職場のストレスや疲労などが加わり、複雑な症状を示します。

でもだからといって、つらいひとにとっては、4のように気力で解決できるものではありません。忙しく働いていれば、過労から更年期障害は悪化します。そんなときには、いろいろなリラックス法やストレス解消法、婦人科で出してもらう薬が有効なこともあります。また、自分のからだの変化と自分のリズムに見合った生活を組み直すことも有効です。

人間は、生まれたときからずっと同じリズムで生きてきたわけではありません。4時間おきにオッパイをほしがるあかちゃんに、大人と同じように昼間起きて1日3回オッパイを飲んで、夜は眠るというリズムを押しつけることには無理があるでしょう。同じように、更年期になったら若いときのように、家事も仕事も人間関係も何でもバリバリかたづけてゆく、という生活は無理なのです。

また、けだるそうに、「ムカツク」を連発している思春期の女の子たちは、更年期と同じく、からだの変化に揺れるつらい時期を通過しているのです。むしろ思春期のほうが「若いってすばらしい」という価値観を押しつけられるので、「からだの不調を誰もわかってくれない」という孤立感は、更年期よりもっと深刻かもしれません。

からだのこと、もっと話そう **1**

ひとりひとりのいのちと戦争の話。

「自分のからだ」大切にしていますか？　からだと人生は深く結びついています。自分のからだを愛せないひとは、自分の人生も大切にできない。自分のからだや人生を愛せないひとは、他人の人生をも大切にできません。

２００１年９月11日、アメリカでおこった同時多発テロ事件の衝撃に続き、報復戦争へ。その後も地球上の戦火はおさまるようすが見えません。

崩壊した世界貿易センタービルの瓦礫《がれき》のなかに閉じこめられたいのちは５千人をはるかに超えたとのこと、わたしが以前勤務していた病院で10年間に誕生したいのちの数に匹敵する数字です。女のからだのなかで、10か月の間大切に育《はぐく》まれ、この地上にひとりずつ大切に送り出され、ひととしての人生を歩んできた数千ものいのちが、一瞬のうちにつぶされてしまうという現実の衝撃。

しかも、犯罪者は自分のいのちを断ち切ることで、大勢のひとを殺害するという行為を、自分の信仰・信念として遂行している。ひとをこういった恐ろしい行為に向かわせる教育、あるいはプロパガンダの恐ろしさを感じないわけにはゆきません。

「自分を愛するように、あなたの隣人を愛しなさい」という聖書のことばがあります。このことばはよく、「隣人愛のために自分を犠牲にする」と解釈され、クリスチャンでないひとたちにも引用されています。

でも、このことばの本来の意味は、自己犠牲という意味ではないのですね。自分を愛することがまず大切なことで、自分が大切だということがわかってはじめて、自分以外のすべてのひとも、自分と同じように大切なひとりひとりなのだ、ということがわかるということなのです。

もし誰もが、ひとりひとりが、かけがえのないいのちとして地上に送り出されてきたのだということを実感できれば、他人のいのちの重さもわかるはず。自分のいのちを絶ってたくさんのひとを殺すなどという行為はできないはずです。

しかし、世界中には地域紛争や貧困、経済格差、宗教や民族の対立などから、抑圧されているひとたちが数えきれないほどいます。地域や社会や国家から大切にされていない、大国や支配層の道具にされているいのちがたくさんあります。

テロ事件のときも多くのマスコミが「全世界のひとびとを震撼《しんかん》させた……」という表現を使いましたが、「全世界」などという表現は先進工業国のおごりです。テレビや情報とは無縁で、明日をも知れない生活を強いられ、アメリカでおこった事件など知ることもできないひとびとが世界中に数えきれないほどいるということが、完全に忘れ去られているのですね。

ひとは誰も、ひとを傷つけるために生まれたのではなく、自分を傷つけるために生まれたのでもないはずです。本当はみんなしあわせにならなければいけないのに、この地球上では、毎日毎日、多くのひとたちが戦争・紛争、暴力的な政権の支配、そしてそれらによる環境悪化のための飢饉、伝染病などによって、無念の思いで亡くなっています。

戦後60年間、日本の国は戦争に巻き込まれることがなかったので、こういった悲惨な現実を目のあたりにすることはありませんでした。しかし、この国で生まれたひとりひとりは、自分を愛せているのでしょうか。

拒食やダイエット、たのしくない惰性《だせい》のセックスなどで自分のからだを傷つけてゆく、エステや美容整形でからだを改造してもなお満たされず、過食、ギャンブル、買い物などのアディクション（依存症）に陥《おち》り、自分のからだがイヤという女性たち。自分を犠牲にして家族・身内に「してあげる」ことで生きてきたあげく、不満だらけの中高年。ムカツク、キレルで、簡単にひとを殺してしまう事件の多発。

「日本もテロ攻撃にさらされるかもしれない？　そうしたら、死んでもしかたないっか」

と、いのちの実感がもてない若者たち。戦争もなく経済的に豊かな国にあっても、生きているしあわせ感をもてないひとびとの群れが見えるのです。

国民に幸福感を与えられない日本政府が「国際貢献」などということばをもち出すほど怖いことはありません。人類は2度の大戦のなかで、暴力に暴力で報いていては戦争はなくならない、ということを学んだはずなのに、この暴力の連鎖はいつまで続くのだろうと、暗澹《あんたん》たる気持ちになるこのごろなのです。

女性のからだと病気のこと

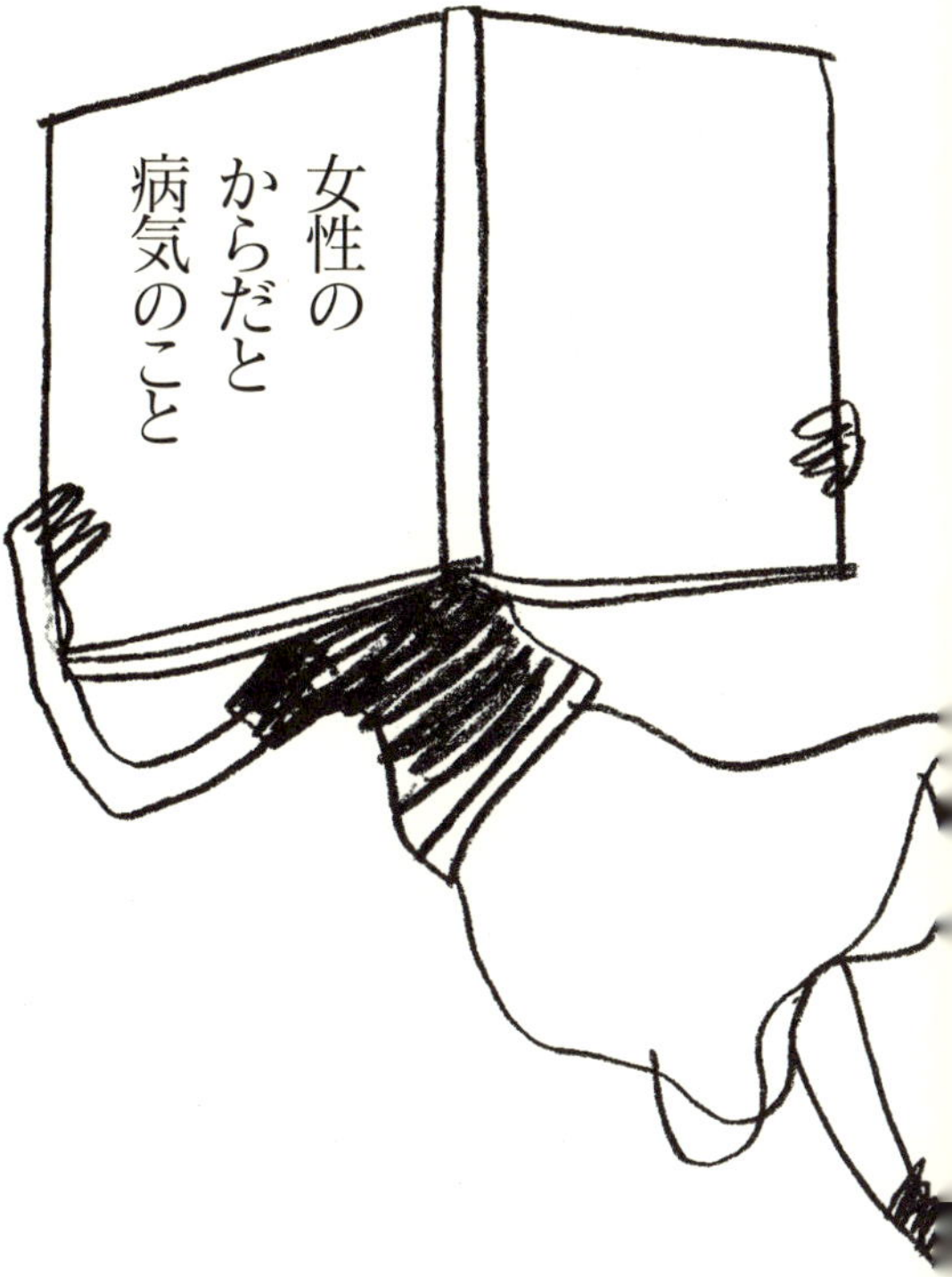

月経のリズム、ちゃんと知ってますか？

四季がめぐるように、からだにも季節のリズムがあります。春になると気持ちがふさぐひと、暑さに弱くて夏バテするひと、秋になると夏の疲れで体調を崩すひと、冬は寒さに弱くて活動が鈍くなるひと、どこかに苦手な季節があるのではないでしょうか。

女のからだには、こういった1年の季節のめぐりとも似た、月々のリズムもあります。月の運行によってつくられた太陰暦《たいいんれき》をつかっていた時代、女のからだのリズムは、月の満ち欠けと同じ周期をもっているので、月経（月を経る）と呼ばれるようになりました。

昔の女性たちは、「満月のころになったら"月のもの"がくるはず」とか、「三日月のころにくるはず」というように、お月さまをながめながら、自分の月経のくる日にちを予測していたのかもしれませんね。天体の運行と女のからだのリズムが一致しているというのは、あらためて考えてみるとおもしろいものです。

月のリズムのうち、月経というイベントは出血があるので誰にでもはっきりと認識できますが、からだのひと月は、「出血がある月経時」と「月経でないとき」というようなふたつの時期にわけられるのではなくて、出血がないときでも、いろいろな変化が波のようにおこっているのです。

それは、女性のからだや性の働きを司《つかさど》る卵巣ホルモンが、月の満ち欠けと同じサイクルで、波のように増えたり減ったりというリズムをもっているからです。

月経が終わったころは、からだがいちばん軽くなる時期です。月経の開始日から2週間くらいたつと排卵がおこりますが、排卵日に向かっておりものが増えてくる、排卵時におなかの痛みや少量の出血があるなどで、排卵日がわかるひともいます。

排卵が終わって次の月経が近づくにつれて、だんだんからだが重くなってくるなと感じるひともいます。月経がくる前というのは、1か月のうちで卵巣ホルモンの量がいちばん増えるときなのですが、その影響で「月経前症候群（PMS=Premenstrual Syndrome)」と呼ばれるゆううつなステージに入ります。

頭が痛い、便秘する、いらいらする、眠くなる、甘いものが食べたくなるなどと感じるひとがいます。またおもしろいことに、月経前ではなくて排卵前（1日だけ、卵巣ホルモンのひとつ、エストロゲンが急に増える日）に一致して、からだの不快感を感じるというひともいます。きっと、ホルモンの変化にとても敏感なからだをもっているのでしょう。

こういう月々の変化が、月経を迎える初経のときから、誰にでもあるというものなら、それなりに理解もしやすいのでしょうが、たいていは「あるころから急に」とか、「このところ、だんだん強く感じるようになった」ということなので、「いままでこんなことなかったのに」と、とまどうひとが多いようです。

「ホルモンのバランスが崩れたのでは？」とか「更年期になったのでは？」と誤解するひとがいますが、ＰＭＳがおこるのは、卵巣ホルモンがバランスよくリズミカルに分泌されている証拠みたいなものなのです。治さなければいけない病気や異常ということではないので、「お医者さんに行っても、症状に対する薬をくれるだけ」ということになってしまうのです。

でも、からだの声を聞いていると、同じＰＭＳや月経痛でも、季節によってひどい月、ひどくない月とがあります。苦手な季節には、こういう困った症状も強くなり、快適な季節にはあまり苦になりませんん。また、苦手な季節になると、月経不順になってしまうというひともいます。

女のからだって、困るなと思うときもありますが、それなりに自分のサイクルをつかんでしまうと、今月、今週、きょうは不調の日だから、おとなしくしていようとか、のんびりしていようとか、からだにやさしく生活する習慣ができますよ。自分のからだが自分のいうことを聞いてくれない、困ったものだと思っているひとは、まずからだの記録、生活の記録をつけて、自分のリズムを把握することからはじめてみましょう。

月経前症候群は、基礎体温で生活を上手にコントロール。

月経前症候群（PMS＝Premenstrual Syndrome）は30代を過ぎておこることが多いので、「いままでこんなことなかった」と心配になるひとがいます。誰にも相談できず、自分だけがおかしいのではないかと悩んでいるひともいます。

また、月経のときの痛みも、たいていのひとにはあるということは知っていても、腰から下全体が割れるように痛いとか、吐くとか、倒れてしまうくらいひどいひとは、やはり自分だけがおかしいのでは？　と悩んでいます。お医者さんから「子どもを産んだら治る」と言われたけれど、子どもを産んだあとにひどくなったというひともいます。

ＰＭＳは、正常な性のサイクルでおこるからだの変化のひとつで、病気ではありません。むしろ「卵巣ホルモンのリズムがとっても順調」という証《あかし》でもあるのです。妊娠初期に病気ではないのに、つわりがあったり、体調が悪いのと同じことです。月経痛は、婦人科の病気があるためにひどくなるひともいますが、なにも病気がなくても症状の強いひともいます。

また、ＰＭＳの症状が強いと、更年期も同じようにつらいのだろうかと心配する方もいますが、そんなことはありません。

長年、ＰＭＳや月経痛や過多月経に悩んでいた方のなかには、更年期になって閉経し、卵巣ホルモンの分泌が停止したので、月経のリズムに伴っておこっていた不快な症状から解放され、楽になったというひともいます。更年期というのは、一般にはからだが不調になるゆううつな時期のように思われていますが、こういう方たちにとっては逆に、更年期はからだが回復する時期なのです。

でも、そうは言われたって、つらいものはつらいのだから困ってしまいますね。

こういうとき、自分のからだの記録、基礎体温をつけることをおすすめします。

基礎体温というと、妊娠や避妊のためにつけるものと誤解されがちですが、そんなことはありません。基礎体温を測っていると、便利なことがあります。

①次の月経がいつくるか予測できる。
②PMSのあるひとは、その時期を予測できる。
③月経周期が不規則になっているときや、月経以外の出血があるときには、その原因を考えるのに役立つ。
④月経が遅れているとき、妊娠かそうでないのかがすぐわかる（これは特に閉経前の月経不順な時期に役立つ）、などです。

基礎体温とは、朝の安静時の体温のこと。微妙な体温の変化をキャッチするために、通常より目盛りの細かい体温計を使い、目が覚めたら、からだを動かす前に口のなかで5分、測ります。

それを折れ線グラフにすると、排卵を境にして、体温が低温期と高温期に分かれます。これは、排卵が終わると、卵巣から、体温を高める働きのある黄体ホルモンが分泌されるようになるからです。

実はPMSも、この黄体ホルモンの働きによるところが多いのです。もし妊娠すれば、高温期は持続して、PMSの症状はつわりに移行していきます。また、ホルモンの変化に敏感なひとには、排卵期に性的欲求が亢進《こうしん》し、排卵が終わると低下するというひともいますが、こういう変化も、基礎体温をつけていると、わかるかもしれません。

基礎体温を毎日測るのは面倒、すぐ忘れてしまうというひとでも、およそのパターンがわかればよいのですから、測れなかった日があったとしても、できるだけでかまいません。

PMSや月経痛、月経前から月経痛があるひとなどは、基礎体温の変化で数日後のことが予測できますから、先手を打ってそれまでに仕事をかたづけておくとか、よくない日にかかりそうな仕事の予定をずらしてしまうとか、調整することができるのです。

具合の悪さが解消するわけではありませんが、からだのリズムと生活との関係がわかってきます。基礎体温表に出血、月経、おりもの、便のありなし、睡眠状態、食欲、気分の変化、仕事の状態など、自分のからだと生活を記録してみましょう。

また、基礎体温を見ていると、薬を使うのに有効な日にちがわかってきます。月経痛がひどいときには鎮痛剤、PMSがつらいときには精神安定剤などが有効です。薬に対しては過剰に期待したり、過剰にこわがったり、両極端のひとがいますが、どちらも感心しません。薬ですべてが解決するわけではありませんが、つらいのをじっと我慢するのも賢明ではないと思います。

疲労やストレスが重なって、からだが緊張しているときには、月経痛もPMSもひどくなります。反対に、からだをリラックスさせているときには、少しやわらぎます。つらくないひとにはわかってもらいにくいかもしれませんが、女どうしで話してみると、いろいろなひとがいることがわかります。月経のときカイロを入れる、自分で指圧するとか、PMSのときは、家族にあらかじめ、「きょうは気分の悪い日だから、あたるかもしれない」と宣言してしまうとか……。4人の姉をもつある男性が、「ねえさんたちがPMSのとき、ぼくは順番にあたり散らされて、男は割に合わないと思った」と言っていました。この姉妹は、理解ある弟がいたおかげでつらかったろうけど、悩むことはなかったのでは、と思います。

基本的には、無理をしない、のんびり過ごすなど、からだにやさしい生活をこころがけ、それでも苦しいときは薬を使って少しでも楽になるほうがよいのではないかと思います。

「かゆい」というからだの声に、耳をすまして。

からだは、困ったことがおこると、いろいろな声を出します。「だるい」「食欲がない」「ふらふらする」「どこかが痛む」。胸の部分だと「動悸がする」「息苦しい」、おなかの部分だと「吐き気」「むかつき」など。こういうからだの声を聞くと、わたしたちは「何か病気があるのでは？　お医者さんに診てもらおう」ということで、検査や治療を受けることになります。

ところで、からだの声のひとつに「かゆい」というものがあります。「かゆい」は「痛い」などと違って、さしあたっていのちに関わる問題ではなさそうです。だから、自分で治そうと考えるひとが多いことでしょう。まして外性器のかゆみともなれば、なおさらかもしれません。ですが「かゆみ」は、危険なことではありませんが、いつも不愉快であることにはちがいありません。

また「かゆい」と同時に、おりものが多いとか、色がヘンとか、においがヘンとかいうことがあると、さらに心配です。

見える場所だと、かゆいところに何ができているかわかるので、状態がある程度把握できますが、外性器は見えないところだからと（鏡で見れば見えるのに、見ようとしないひとが多いのですが）不安をかかえるひとも少なくありません。

外性器がかゆくなったり、おりものが増えたりする原因はいろいろです。雑菌や、カンジダというカビ、トリコモナスというアメーバなどによる膣炎、アトピーや湿疹、石けんやナプキンやおりものシートでかぶれた、あるいは膣の洗いすぎなどによることがあります。

「膣炎」というと、不潔にしているからと考えてしまうひとがいますが、カンジダなどの膣炎は、抗生剤を飲んだときや体調が悪くなったときなどにかかりやすいので、洗えば予防できる、というわけではありません。

むしろ最近は、清潔指向が過剰になっているためか、正常なおりものを気持ち悪がったり、においを嫌って洗いすぎたためにかえって膣炎にかかってしまうひとがいるのです。というのは、おりものには外界のばい菌の進入を防ぐ働きがあるからです。

細菌類のなかには、おいしい漬物をつくってくれるような役に立つ菌があります。実は腟のおりもののなかにも、役に立つ細菌（乳酸桿菌《かんきん》）がいて、これが腟の中で酸をつくって、皮膚や肛門のまわりにいる雑菌の繁殖を防いでくれるのです（お弁当のご飯に、梅干しやお酢を混ぜると腐りにくくなるのと同じ原理です）。

ですから、腟のなかを洗いすぎたり、おりものシートでおりものを全部吸い取ってしまうと、乾燥してかゆくなったり、かえって腟炎にかかりやすくなったりします。外性器がおりもので湿っているのは、からだにとって大切なことなのです。

かゆみなどの心配を解決するには、その原因を検査しなければなりません（おりものと思っていたのが、少量の出血であることもありますから）。

でも、「こんなことで産婦人科を受診するのは恥ずかしい」「大げさだと言われないか」と考えてしまうひともいるでしょうね。「何でもないと言われた」「ろくに話を聞いてもらえなかった」「薬をもらうだけ」「洗浄に通えと言われただけで、どんな病気か説明してもらえなかった」という声もよく聞きます。

実際わたしも、大病院に勤務している時代には、外来患者さんへの対応に優先順位をつけねばなりませんでした。いのちに関わる病気や手術が必要な患者さんの診察には時間をかけましたが、かゆみやおりもののように、さしあたって重病ではないと判断される患者さんの診察は、どうしても短時間にせざるをえませんでした。

大病院の産婦人科で、お産も手術も外来も、何から何まで扱わねばならないという医療システムに、そもそも無理があるのです。ですからマイナーな（といっても患者さんにとっては決してマイナーなことではない）症状には、現在のような分娩を扱わない、小さな婦人科だけのクリニックのほうが対応しやすいのです。

大きな病気には、情報も多くなりましたし、インターネットにもいろいろ載っています。しかし、「かゆい」というようなささいな、でも不安な心配ごとがあるとき、どこに行けばよいのか、的確な情報がなかなかないのが現状です。いまのところ地域の医療情報は、こまめに口コミで集めるのが、いちばんかもしれません。

性感染症にならないために、「セックスはいのちがけ」の覚悟で？

セーファーセックス（安全な性行為）ということばを知っていますか？

セーファー（安全な）セックスということばの反対側には、危険なセックスがあるということなのですが、「セックスが危険なの？」と思われるひともいることでしょう。

そうです。性行為は女性のからだに、性感染症と妊娠というふた通りの危険をもたらすものなのです。そしてセーファーセックスというのは、この「ふたつの危険を回避する手段を用いたセックス」「からだに害のないセックス」という意味です。つまり、性感染症の予防と（妊娠を望んでいないときには）避妊を実行したセックスということで、欧米などでは性教育の重要な柱とされています。

「セーファーセックス」は、女性の健康を守るうえで大切な課題なのです。

人間のからだの大部分は、皮膚でおおわれています。皮膚は、ウイルスなどの病原体の侵入を防ぐ構造をもっています。ところが目、鼻、口、性器には、皮膚ではなくて、粘膜が外界に接している場所があります。粘膜は皮膚とは違って、病原体が侵入しやすい構造になっています。そして、特に性器の粘膜から入ってくる病原体によっておこる病気が性感染症です。

病原体のなかには、エイズや肝炎や梅毒《ばいどく》のように、性行為以外の感染経路（血液感染）をもっているものと、クラミジア、性器ヘルペス、尖圭《せんけい》コンジローマ、毛ジラミのように、性行為以外の感染経路がほとんど考えられないものとがあります。

ですから、性感染症にかかったカップルのなかには、責任のなすり合いになるケースもあります。「過去の相手から？」、「浮気の相手から？」と悩むひとも多いようですが、実際はカップルのうちどちらが先に感染したのかを証明することはできません。でも、どちらが先に感染したかがわからなくても、ふたりで治さねばならない病気なのです。

最近、爆発的に増えているのは、クラミジアです。感染の初期にはほとんど症状が出ず、気がつかないうちに相手に感染させてしまうのです。

クラミジアは、はじめ、膣から子宮頸管《けいかん》（子宮の入り口）に感染をおこします。でもこの段階では、ほとんど症状が出ません。そのうちに子宮のなかから卵管を通り、腹膜《ふくまく》へと感染がすすんでゆきます。腹膜炎にまで発展してはじめて、おなかが痛いという症状が出現します。クラミジアが卵管に炎症をおこすと、不妊や子宮外妊娠の原因になります。感染に気づかずに妊娠すれば、早産や、新生児への感染の危険もあります。

男性の場合は、尿道炎をおこすことがありますが、男性の尿道はおなかのなかまではつながっていないので、女性のように腹膜炎にまで発展することはありません。同じ性感染症でも、女性のからだに、より深刻な影響が出るのです。

エイズも最近増え続けていますが、これも感染から発病まで潜伏期間が長いので、感染と気づかずに、パートナーに移してしまうのです。エイズウイルスはからだの免疫機構を破壊するので、最終的には肺炎などの感染で死に至る病気です。発病を遅らせる薬はありますが、完全に治療する方法はまだ開発されていません。

性感染症が心配なら、何も症状がなくても検査を受けることが大切です。しかしさらに大切なのは、予防すること。性感染症のチェックをしていないパートナーとセックスするときには、必ずコンドームをつけることです。

最近ではコンドームのゴムにかぶれてしまうひとのために、材質を改良したコンドームも発売されています。また、女性用コンドームも発売されました。女性用コンドームは膣の内側の壁をおおうものですが、膣だけでなく外性器もおおえるので、男性用コンドームよりも、性感染症の予防効果がより確実です。こういった新製品が、もっと宣伝されるとよいのにと思います。

でも、好きどうしで愛を確かめたいというとき、相手が性感染症をもっているかもしれないと考えるなんて……相手を信頼してないみたいで、いや、と思うひともいるかもしれませんね。それならば、いのちをかけてでも結びつきたい相手を選んでほしいと思います。「セックスはいのちがけ」というのは、ドラマの上でのセリフではなくて、現実のものなのです。

女性の病気を、どうか恥ずかしがらないで。

子宮内膜症のお話 I

子宮や卵巣など女性の性器の病気は、その病気のつらさに加えて、病気に対する社会的な偏見や周囲の無理解に苦しんでいるひとが少なくありません。

そして患者さん本人も、病気になったことを「自分が悪いのだ」とか「ひとに言えない恥ずかしい病気」と思いこんで悩んでいることがあります。

たとえば「子宮内膜症《ないまくしょう》」。

最近は新聞や女性雑誌に取りあげられる機会も増えてきたので、これがどんな病気か知っていらっしゃる方も多いことでしょう。

子宮内膜症は、子宮の内側をおおっている子宮内膜が、腹膜、腸の表面、卵巣、卵管、子宮の筋肉の部分など、本来あるべき場所でないところにひろがって増える病気です。子宮内膜というのは、月経のときに血液といっしょに出てくる組織で、卵巣ホルモンの働きで厚くなり、1か月たつと、はがれ落ちて膣から排出されるという周期的な変化をくり返しています。

しかし、おなかのなかに入ってしまった子宮内膜は、月経がはじまっても出てゆく場所がありませんから、月経がおこると、血液といっしょに糊《のり》のようになってしまい、まわりの臓器を癒《ゆ》着《ちゃく》させてしまうのです。

卵巣のなかにできた子宮内膜症は、なかに月経血をためてしまうので、「卵巣のう腫《しゅ》」のような「チョコレートのう胞《ほう》」（内容がチョコレート状になっているのでこう呼ばれます）をつくります。子宮筋層《きんそう》にひろがった子宮内膜症は「子宮腺筋症《せんきんしょう》」と呼ばれ、「子宮筋腫《きんしゅ》」と似たような状態になります。

子宮内膜症でいちばんつらいのは、痛み——月経痛、排便痛、性交痛などでしょう。またその次につらいのは、不妊になりやすいということでしょう。

痛みというのは、本人にしかわからないものですし、月経痛がひどくても、「誰でもあるものだ」とか「病気のうちに入らない」と言われることがあります。

働いている女性では、周囲のひとにわかってもらえないため、職場で孤立してしまうこともあります。「ちゃんと治療してから（職場に）出てこい」と言われたというひともいます。

この病気の難しいところは、簡単な検査では診断が難しい（確定診断には、腹腔鏡《ふくくうきょう》のようなからだに負担の多い検査が必要）、妊娠する可能性を残したまま根本的に治療する方法がないことです。

そのため、「痛み止めでようすを見るように言われた」「漢方薬がいいと言われた」「月経を止めるホルモン剤を使うと言われた」「ピルを勧められた」「腹腔鏡の検査・手術を勧められた」「開腹手術《かいふくしゅじゅつ》のほうがいいと言われた」「子どもをあきらめて、子宮をとったほうがいいと言われた」など、訪れた医療施設によってそれぞれ対応がみんな違います。

つまり、子宮内膜症の治療方法は、「これで必ずよくなる」と言えるものがないため、治療もまだまだ試行錯誤だということなのです。

病気のなかには、治療すれば完治できるもの（たとえば初期がんや虫垂炎《ちゅうすいえん》のようなもの）と、病気と同居しながら生活を考えねばならない慢性疾患《まんせいしっかん》とがありますが、女性の病気に限らず、ポピュラーな病気の多く（たとえば糖尿病や高血圧、最近ではうつ病など）は後者に入ります。こうした慢性疾患は、病気と共生して上手に生活してゆくノウハウが必要なのです。

子宮内膜症も子宮をとれば完治できますが、子どもをもつ可能性を残しながら治療を考えるのならば、病気をかかえながら痛みをどうやって乗り越えてゆくか、どの時点で手術にふみきるか、などのことを自分の生活に合わせて考え、自分で医療を選んでゆかなければいけないのです。

わたしのクリニックにも、「いろいろな施設でそれぞれ違うことを言われた」「こういうことを勧められたけれども、この治療方法でいいのだろうか」と、混乱して訪れる患者さんがたくさんいます。大切なのは、あなたの落ち度で病気になったわけではないのですから、まず家族や親しいひとに自分の病気をできるだけ理解してもらえるよう、きちんと話すことです。

そして、治療方法を選ぶときには、自分がどうしたいのか、自分の意思で選ぶことです。

症状も違えば、治療法の選択も、ひとそれぞれです。

子宮内膜症のお話 Ⅱ

子宮内膜症で20代のときに開腹手術をした方が、10年ぶりにひょっこり、妊娠したと現れました。この方はたまたま大きな「チョコレートのう胞」が発見されたため手術したもので、痛みなどの症状は何もなかったのです。しかしかなり進んでいたので「再発する可能性もある、妊娠はしにくいだろう」と伝えてありました。

ご本人曰《いわ》く、「あのとき妊娠できないかもしれないと言われたが、できてもできなくてもいいと思っていたし、もともと生理痛もなかったので、何もしなかった（婦人科通院もしてなかった）。10年間妊娠しなかったからできないと思っていたのに、なぜか突然妊娠したので、ホーントにビックリ」

ということでした。

避妊しないで10年間妊娠しない夫婦なら「不妊症」と言われ、過酷な不妊治療を受けているひとも多いことでしょう。

また、子宮内膜症は手術をしても再発しやすいので、10年間何もしないで妊娠したというのは、本人が妊娠を望んでいたのなら「運よく」、望んでいなかったなら「運悪く」ということになります。この方は何も考えていなかったが、せっかくだから高齢出産になるけれども、産んでみるということになりました。


からだには、このように予測不可能なことがたくさんおこります。

「どうしてこんな病気になってしまったのでしょう?」「これからどんな注意をすればよいのでしょう?」「どのくらいひどかったら、何年たったら、不妊になってしまうのか?」という質問を受けることがよくあります。

また、「しばらくは子どもをつくる予定はないけれども、もし子宮内膜症になってしまったら、手遅れにならないうちに治療しておきたいので、検診を受けたい」と言う方もいます。

でもお酒を飲みすぎて肝硬変《かんこうへん》になったとか、タバコを吸いすぎて肺がんになったというなら、病気と生活習慣との因果関係も説明しやすいのですが、子宮内膜症をはじめとする婦人科の病気は、原因のはっきりわからないものも多いのです。

「どうして?」とか「どうすれば?」と聞かれても、確実な予防法とか、子宮内膜症をこれ以上ひどくしない方法がないのが現状です。まして早期発見は難しいし、早期発見したとしても完全に治すのはとても難しい病気です。


子宮内膜症の原因については、いろいろな説があります。

ダイオキシンとの関係や、初経年齢が早くなったことや、出産回数が減少したこととの関係も指摘されていますが、本当のところはよくわかっていません。

また子宮内膜症は、病気の進行度（重症度）と患者さんの訴える症状は必ずしも一致しません。冒頭に紹介した方のように、かなり進んでいても症状のまったくないひともいれば、軽い子宮内膜症でも月経痛がとても強いひともいます。ですから治療方法も、病気の状態だけでなく、本人の苦痛の程度も考慮して選択されます。

「さしあたって現在何も困ることがない、無症状のひと」の場合は、将来病気が進むことや不妊になる可能性を「予防する」ことが目的になります。一方、「月経痛などの痛みに苦しんでいるひと」の場合は、それに加えて現在の痛みをとることが治療の目的になるのです。

子宮内膜症の発育を抑えるには、卵巣ホルモンの分泌を抑えて閉経状態をつくる薬を半年間使いますが、副作用として更年期障害のような症状が出てきます。痛みに苦しんでいたひとは「月経痛よりはまし」と受けとめますが、無症状だったひとは、副作用がつらくて薬を中断することもあります。痛みを抑えるためには、鎮痛剤、漢方薬、ピルなどが使われます。これらは子宮内膜症の発育を抑える効果はないかわりに副作用も少ないので、長期間使用することが可能です。

また子宮内膜症には、手術もあります。その場合、再発の可能性があっても子どもを産める可能性を残す手術を望む方もいますし、完全な手術をと子宮摘出《てきしゅつ》を望む方もいます。

緊急というわけではないのですから、自分の状態が理解できるまで考え、納得して治療を受けることが大切です。開腹手術よりからだに負担のないと言われる腹腔鏡下の手術でも、「すぐに退院できる」ということばに惑わされず、手術の内容をきちんと理解してから受けましょう。

うろたえず、子宮筋腫とつき合うには?

子宮の筋肉は、妊娠すると頑丈になる必要がありますから、増殖力がとても強いのです。そして妊娠していなくても、子宮の筋肉が増殖して、こぶをつくった状態が「子宮筋腫」。筋肉はからだのあらゆる場所、手足などにもありますが、「筋腫」といえば「子宮筋腫」のことと認識されてしまうように、子宮以外の筋肉が「筋腫」をつくることはめったにありません。

ひと口に子宮筋腫といっても、ピンからキリ、大きさを気にするひとが多いですが、大きさだけではなく、困った症状があるかないかで、対処方法が違います。

最近は、婦人科検診を受けるひとが増えているので、がん検診のついでに子宮筋腫が見つかったひともいますし、超音波断層装置の解析力が向上しているので、昔なら発見できなかったような小さい子宮筋腫でも、わかるようになってきました。

検診などでたまたま子宮筋腫が見つかったひとのリアクションですが、「ふーん、筋腫かー、ま、いま困ることもないし、どうってことないんでしょ」と受けとめるひと、「エッ、子宮筋腫！　大変だ！　どうしたらいい」とうろたえるひと、ふた通りあります。

がんなどは、さしあたって無症状でも、放置しておくと手遅れになるので、早期発見して早く治療しなければなりません。でも、子宮筋腫は自分のからだを観察していれば、自分で手術が必要か必要でないかがわかる病気です。

小さくて症状のない子宮筋腫は、一生もっていても自分の健康には影響がないので、定期的なチェックだけで、治療は必要ありません。月経量が多い、月経痛が強い、妊娠や出産の障害になる、大きくて膀胱《ぼうこう》や腸や腰を圧迫するなど、困ったことがおこってきた場合には手術を考えねばなりません。

ただ注意しなければいけないのは、月経量が多くても、自覚していないひとがいることです。「月経の量が多くありませんか？」と聞いても、「そんなことありません」。でもよく聞くと、夜も起きてナプキンを替えねば漏《も》れる、月経中は外出できない、いつもおしめを使っている。それでも、

「いつもこんなもの」としか思っていないのですね。月経量が多いと、重症の貧血になりますが、それも気づいていません。もっと自分のからだをきちんと観察してほしいなと思います。

子宮筋腫には卵巣ホルモンの分泌を抑える薬（子宮内膜症の薬と同じ）が使われることもありますが、これはあくまで筋腫の発育を抑える一時的なもの、子宮筋腫そのものを小さくする効果はあまり期待できないので、最終的な治療には手術が選ばれることが多いです。

手術には筋腫だけとって子宮を残す核出術《かくしゅつじゅつ》（子宮の内側に突出したこぶだと、開腹せず子宮鏡で内側からとる手術もあります）と、子宮ごととる子宮全摘術《ぜんてきじゅつ》とがあります。核出術は再発することが多く、手術のときの出血や癒着なども多いので、将来子どもを産む予定のない女性なら、子宮全摘術が選択されます。

しかし、これから子どもを産むつもりはなくても、子宮をとることに抵抗感をもつひとも少なくありません。毎月月経のたびに、苦しい思いをしているにもかかわらず、子宮にこだわり、手術よりも我慢することを選ぶひとがいます。

子宮をとっても卵巣があれば、ホルモンのバランスが崩れることもないし、更年期が早くくることもないのですが、現実には子宮をとった後、うつ状態や更年期障害に似た状態になるひとがいます。これは、子宮がなくなったという喪失感から心身のバランスを崩してしまうためでしょう。

母性機能を自分のアイデンティティーとしていたひとは、子宮をとったら女じゃなくなると、思いこんでいます。でも子宮は自分のもつ臓器のひとつ、「女のシンボル」として付加価値を与えられるのはおかしいし、逆に子どもを産まないからといっておとしめられるのもおかしいのです。

しかしこの社会では、母性機能が女の人生とは切り放されたところで賛美されています。ですから、子宮をとった女性や、閉経を迎えた女性が、自分は女でなくなったと錯覚をおこすのです。子宮や卵巣がなくても、閉経しても、女として生きてきたわたし自身が、女でなくなるはずはないのに、と思うのです。

自覚症状のない子宮がんには、からだとこころのケアが必要です。

子宮がんや卵巣がんは子宮筋腫などと違って、自覚しにくい病気といえるでしょう。特に早期の子宮がんは検診で発見されることが多く、本人にとってはそれほど困るような自覚症状がありません。子宮がんは出血があると思っているひとも多いですが、早期の子宮頸《けい》がんはほとんど症状がないのが特徴です。

がんが、からだのなかにあるということを告げられても、がんは目に見えないし、感じることもできないのですから、手術を勧められてとまどうひとも多いのです。いまは困るような症状はないけれども、そのままにしておくと、やがてはいのち取りになる……。そして手術や抗がん剤による治療は、からだにかなりの負担がかかるので、いままで健康的だったひとでも、治療後に体調がすぐれない状態が続くことがあります。

子宮筋腫などの手術では、月経痛や月経時の大出血に悩まされていたのが手術後に解消するのですから、「治った」という自覚がもてますが、がんの場合はちょっと違うものがあります。ですから手術後も心身のケアが必要になります。

子宮がんには、子宮の入口にできる子宮頸がんと、奥にできる子宮体《たい》がんとがあります。どちらも定期的な検診で早期発見が可能なのですが、子宮体がん検査は痛みを伴うひともいたり、子宮の入口が細くて検査のできないひともいるのが難点です。

子宮頸がんは、自治体や職場で無料検診のできるところがありますから、機会があれば受けておきましょう。子宮頸がんは体がんより発生年齢が若く、20代の女性に発生することもあります。子宮体がんは閉経以後に多いがんですが、なかには若年性体がんといって30代の女性にも発生することがあります。ホルモンバランスの崩れによる出血だと思っていたのが子宮体がんだったり、不妊治療中に偶然発見されたというケースもあります。

早いうちに発見された婦人科のがんは、治すことができるようになりました。初期の子宮頸がんなら子宮を残す手術をして、将来子どもを産むことも可能です。しかし、進行したものや、子宮体がんは原則的には子宮を切除しなければなりません。子どもをもつことをあきらめねばならない場合もあります。

また、卵巣もとらなければならないようなケースでは、手術の後に更年期障害が出るひともいます。尿が出せなくなったり、尿失禁がおこったりすることもあります。抗がん剤が必要なために、嘔吐《おうと》や脱毛などの副作用で悩むひともいます。性生活がうまくゆかないといった悩みをかかえるひともいます。

患者さんからは、お医者さんが患者さんの気持ちをちっともわかろうとしてくれない、という不満がよく聞かれます。

しかし、がんの治療にたずさわっている医師は、まず「患者さんのいのちを助けること」に尽くさねばなりません。ですから治療後の体調不良や脱毛、生殖機能を失った精神的な落ち込みなど、とりあえずはいのちに関わらないような問題は、どうしても後まわしになってしまいます。むしろ患者さんに同情して「つらいだろう」と治療を差し控えてしまったら、がんを再発させてしまうことにもなりかねません。感情を抑えて冷たくならねばならない場面も多いのです。その女性がどんなに子どもをほしがっていても、彼女のいのちを救うためには、子どもをあきらめるよう説得せねばならないこともあります。

いまはインターネットなどを使えば、がんに関するいろいろな情報を手に入れることはできます。しかし今度はあまりにも情報が多すぎて、どれを信用してよいのかわからなくなって、かえって混乱してしまうひとも少なくありません。患者さんの不安につけこんで、高額な食品などを売りつけるような詐欺まがいの情報にも気をつけねばなりません。

こういう場合、本当は手術をする担当医以外に、こころのケアをしてくれるひとがいるとよいのに、と思います。しかし日本の医療のなかでは、(がんのことに限らず、すべての面においてですが)こころのケアが正当な評価をされていないので、大病院のなかでも、こういった患者さんの気持ちを受け止め、不安や悩みの相談に乗ってくれるシステムがありません。

「子宮・卵巣がんのサポートグループ　あいあい」を立ち上げた婦人科がんの体験者のひとたちがいます。2000年4月にできたとのことですが、当事者でなければわからないような、さまざまな悩みをかかえながら、現代医療のすき間を埋めてゆくような活動をなさっています。詳しくは、「あいあい」のホームページ(http://shinjuku.cool.ne.jp/selfhelp/)をご覧になるか、電話(090・1732・7213／21時まで)でお問い合わせください。

どんな女性でもかかる可能性がある、卵巣の病気と手術の選択。

何の症状もないのに、たまたま婦人科検診を受けたら「卵巣が腫れている」と言われてビックリしたという方がときどき来院されます。

卵巣の腫れ物、つまり卵巣腫瘍《しゅよう》は、初経前のお子さんから閉経後の高齢者まで、どんな年齢層の女性にも発生することがあります。そして卵巣腫瘍には、とてもたくさんの種類があります。

大きくは悪性のがん、良性の卵巣腫瘍、その中間の境界悪性との3つに分けられますが、それぞれにまた、いろいろな種類があります。

水のようにサラサラした分泌液がたまったもの、ゼリー状の粘液性の分泌液がたまったもの、骨、歯、毛髪、脂肪などが卵巣のなかにつくられるタイプ、繊維質《せんいしつ》の部分が増殖するものなど多種多様です（いわゆる「卵巣のう腫」というのは、卵巣腫瘍のなかに、液体成分がたまっているタイプのものをさします）。

「子宮内膜症」があると、卵巣に血液がたまって卵巣が腫れ、「チョコレートのう胞」になることがありますが、卵巣から発生する卵巣のう腫との区別が難しいことがあります。

また「経過を見ていたら、なくなってしまった」というものもありますが、これは結果的には卵巣腫瘍ではなくて、炎症などによって卵巣や卵管に液体がたまっていたものだった可能性があります。ですから、あまり大きくないもので、悪性の可能性が少ないと判断されるものは、定期的に経過を観察してゆきます。

卵巣は、「沈黙の臓器」とも呼ばれています。どういうことかといいますと、おなかの奥深くにあるので、腫れても症状が出にくい、がんが発生しても早期発見が難しいという意味です。

ですから、逆に考えると、お医者さんから手術をしたほうがよいと言われても、何も症状がないので、本当に手術すべきかどうか悩むことが多いということです。

わたしたち医師の側も、手術を勧めるべきかどうかで悩む場合が少なくありませんが、患者さんに卵巣腫瘍の手術をお勧めするいちばんの理由は、悪性か良性かを確実に診断するのが難しいということです。二番目の理由は、「茎捻転《けいねんてん》」といって卵巣腫瘍がねじれてしまうと、急激な腹痛をおこし、緊急手術をしなければならなくなり、その場合は良性の卵巣腫瘍でも、卵巣ごととらねばならなくなる可能性があるということです。

さまざまな診断機械が開発されたおかげで、ある程度は良性と悪性の区別がつきやすくはなってきましたが、それでも手術してみないと、100％確かな診断ができないのが現実です。患者さんには、悪性、良性、いろいろな可能性について説明しますが、最後には「確実なことは、手術してみないとわかりません」と言わざるをえません。

特にこれから子どもを産みたいというひとは、卵巣の手術をすることに不安をもつことでしょう。良性のものなら、腫れている部分だけをとって卵巣を残す手術が可能なので、その後の妊娠機能に悪影響をおよぼすことはありませんが、万が一、悪性のものだったら、卵巣を残しておくことは、いのちと引き替えのことになってしまいます。

説明を聞いて、心配の種は取り除きたいからと、積極的に手術を希望するひとと、できるだけおなかに傷をつけたくないからと、手術を受けないひと、どちらも本人の選択を大切にしたいと思います。

でも、なかには親や夫が「手術しろ」あるいは「するな」と言っているからという方がいますが、これはいけません。どんな選択でも、自分のからだのことなのですから、「自分で決める」ことが原則です。

そして、手術を受けた後も、卵巣腫瘍の種類はどういうものだったのか、左右どちらか、卵巣はとったのか残したのか、詳しい説明を聞いて、しっかり覚えておきましょう。

病気とその治療の記録は、自分のからだの歴史です。何年か後に、下腹部の病気や症状が出たようなときに、患者さんが過去の病気や受けた治療について詳しい情報をもっていることは、現在の病気の診断や治療に役立つのです。

「お医者さんに聞きにくい」と言うひともいますが、自分のからだを自分で把握し、それを医療側に伝えることは、よい医療を受けるうえでも、医療事故に巻き込まれないためにも、一生にわたって自分で自分の健康を管理してゆくうえでも、大切なことなのです。

産まないとからだに悪い、ってホント?

「産婦人科に行くと『子どもを産んだら治る』と言われ、子どもを産むのをせかされるのがいや」という声をよく聞きます。

これはとりあえず子宮内膜症や月経痛に限って言えば、出産が解決になることがあるからです。特に子宮内膜症は、激しい月経痛と不妊が大きな問題で、完全に治す効果的な治療法がないので、「早く出産を」という発言になるのです。だから、こういう発言は情報のひとつと受け止めましょう。お医者さんのことば尻に、産まない女性を批判するニュアンスを感じとったとしても、どうするかは自分が決めること。

産むも、産まないも、どっちがいいかは、やってみなければわかりません。産まない女性をけしからんと思っている医者は、出産したために痔《ぢ》や尿失禁や腰痛症になった女性に、「産んだからなった」とは、けっして言わないものです。

人類は、いつの時代でも病気と闘ってきました。しかしその病気の様相は、時代とともにかわります。ひとつの病気を克服すると別の病気が出現する、たとえば、かつてはひとつの地域を全滅させるほど猛威をふるった天然痘《てんねんとう》は、現在地球上から消滅しました。しかしそれにかわって、20世紀も終わるころになって出現したエイズウイルスは、新たな人類の脅威となっています。

またかつては、結核、赤痢《せきり》、コレラなどの伝染病や、子どもの肺炎や脱水などは、致命率の極めて高いものでした。しかし現代の日本では、これらの病気で死ぬことはめったになくなり、かわって、がんや成人病、子どもでは不慮の事故が生命をおびやかす新たな要因になっています。

同じように、女性の病気も様相を変えています。

女性が一生のうちに十数人もの子どもを産んでいた時代には、出産時の出血や産褥熱《さんじょくねつ》、出産による肺結核の悪化など、妊娠・出産に関連したできごとが女性の生命をおびやかしていました。つわりで亡くなったひともいました。

そのかわり、一生のうち経験する月経の回数は現代女性に比べてずっと少なかったので、月経痛など月経関連のトラブルは少なかったことでしょう。

初経年齢が遅く、初産年齢が早かった時代には、女性は月経の開始後数年で子どもを産みはじめ、妊娠・出産・流産・死産をくり返していました。

だから、月経の経験回数は現代の女性に比べてきわめて少なかったのです。激しい月経痛を引きおこす代表的な病気の子宮内膜症も、妊娠中には発生しないので、昔はまれでした。

女性の仕事の内容も変わりましたから、仕事関連の病気も様変わりしています。

農業人口の多かった時代には、多産と力仕事の負担で、腰痛、骨の変形、子宮脱などに悩む女性は、いまよりもずっと多かったことでしょう。しかし現代の女性には、深夜業、職場のストレスなどの影響で、無月経や月経不順、月経痛や月経前症候群（ＰＭＳ）など、月経関連の障害があらわれています。長時間のコンピュータ作業は、しびれや肩こり、視力障害、慢性疲労などを引きおこしています。

１９９９年４月から改訂「労働基準法」が施行されましたが、「女性の時間外・休日労働、深夜業の規制の廃止」などによって、前記のような女性の健康障害はいっそう深刻なものになっています。

また最近ではダイオキシンがクローズアップされていますが、化学物質による環境汚染が引きおこす病気も、現代になってはじめて出現したものです。

よく、子どもを産まなくなったから、子宮内膜症や月経痛の強い女性が増えたと言われますが、病気の歴史から見ればこれは、出産形態や労働形態や環境の変化で、病気の様相が昔と変わってきたということにすぎません。

多産の時代には産んだための病気があり、少産の時代には別の病気があり、ダイオキシンの出現など環境の変化が、子宮内膜症などの病気を増やしたのかもしれないということです。不妊に関しても、昔は子宮内膜症による不妊は少なかったでしょうが、そのかわり結核や淋病《りんびょう》で不妊になる女性が多かったのです。

産んでも産まなくても、自分の体調を観察し、自分でケアする習慣をつけて、からだを大切にしたいものです。

大病院と町医者、それぞれの役割をよく知って。

産婦人科にかかるときⅠ

みなさんは、病気かもしれないと思ったとき、どんな医者選びをしていますか？「できれば大きな病院で診てもらいたい」と思っているひとが多いのではないでしょうか。でも、大きい病院は待ち時間が長いから、たいしたことはないだろうと思うときには、とりあえず町医者にかかっておこう。患者さんと接していると、町医者は「とりあえずかかるところ」で、心配になったらそれまでにかかっていた医者に黙って大病院にかわる、といった大病院信仰が根強いように思います。

これまでわたしは、ずっと総合病院で勤務していましたが、よく「町医者で診てもらっていたけど、よくならないから」と受診される方がいました。

たいていはきちんとした治療がされているのですが、病気そのものがもともと治りにくいものであったりするということなのです。でも、患者さんのなかには「小さな医院は、大病院よりも劣る」という意識があるために、わざわざ大病院まで足を運ぶことになるのですね。

わたし自身もこれまで「大きな病院であるほど、できることが多い。大病院のほうが個人医院よりも質の高い医療が供給できる」と考えて、病院に勤務していました。

ですが最近、小さな個人医院でなければできないこともあるということに気づきました。

総合病院の医療は、看護部、検査部、薬剤部、事務部など、さまざまな部門のひとたちや、いろいろな科の医師どうしの連携によって成り立っています。ですから高度な医療が提供でき、わたしの専門の産婦人科でいえば、分娩《ぶんべん》時の緊急事態などに素早く対応できるのです。

しかし大病院では、一刻を争うことが優先されますから、病棟で緊急のことがあれば、外来の患者さんを長い時間お待たせしなければならないし、病棟の仕事が中心なので、外来診療の受付は午前中だけになってしまいます。

つまり、大病院は入院を必要とするような病気や手術、チームで治療にあたらなければならないような難しい病気の治療などが優先されますから、緊急性の少ない外来治療はどうしても後まわしになるのです。

また大病院では、一連の医療行為が大勢のスタッフによって行われます。患者さんは個人の医者とでなく、病院総体と医療契約を結ぶことになるのです。

ですから、たとえ新米の医者が主治医になってもベテラン医師がカバーできるし、担当医が病気や家庭の事情で急に休んでも、ほかの医師が診療を代行できるというメリットがあります。複数の医師に診てもらうということは、ひとりの医師では気づかなかったことが発見できるというメリットも大きいです。

しかし一方では、医師によって言うことが違うとか、医師がかわるたびに同じ説明をしなければならないとか、家庭や仕事の事情や自分のからだのくせなど、個別の問題をわかってもらいにくいという不満も聞かれます。


昔はどの家庭でも、近所にかかりつけの家庭医をもっていたものですが、医療の大病院集中が進んだために、家庭医の役割が軽んじられるようになってしまいました。

しかし、最近はまた、気軽にからだのことを相談できるかかりつけ医の必要性が見直されるようになってきています。大病院は標準的な医療を提供するのに対して、かかりつけ医は、患者さんひとりひとりのからだの特徴に見合った医療を提供しやすいのです。

内科ではかかりつけ医をもっているひともいますが、産婦人科となると個人クリニックでも出産中心とか不妊治療中心とかいったものが多く、月経やおりもののこと、性感染症の心配とか、避妊などのことで、気軽に受診できるところが近所にないという声をよく聞きます。

それは、婦人科のかかりつけ医の役割が忘れられていたためかもしれません。小さな医院と大病院の差は、優劣ではなくて役割の違い、と考えてみてください。

医者とのいい信頼関係をつくるには？
産婦人科にかかるときⅡ

知り合いからよく、「いま○○さんというひとが、××のことで医者にかかっているんだけど、なかなかよくならない。手術が失敗したのではないか、治療方法が悪いのではないか」などという電話があります。そして「医者をかわったほうがいいんじゃないか。いい医者を紹介してもらえないだろうか。大病院にかわったほうがいいのではないだろうか」と言うのです。

この場合、○○さんというのは、そのひとの親戚、友人、近所のひとであったりするのですが、「知り合いの、知り合い」、「親戚の近所のひと」などという、かなり「遠い関係」であることも多いのです。だから、「どんな治療を、いつから受けていて、どういう経過なのか、医者からどういう説明をされているのか」などと聞いても、電話をかけてきたひとには、ほとんどわかっていない、ときには病名すら聞いていない、ということがあります。

それでも電話で話を聞いてわかる範囲では、医者の態度が悪かったり、説明の方法に問題があると感じられることはありますが、明らかに間違った治療が行われていると思われるものは、まずありません。

わたしがこのような電話で困るのは、この手の電話が本人からのものではなくて、部外者が事情も確かめずに、一方的に医者を疑って電話してきているということです。

病気のなかには、原因も治療方法も予防方法もわからないものはたくさんあります。治るのに時間がかかる、あるいは治すのは難しくて、気長に共生しなければいけない病気もあります。

こんなとき、本人が自分の病気を納得していて近所の主治医のところで治療を受けようと思っていても、まわりが「治らないなら医者をかえたほうがいい。大きい病院に行け」と、けしかけることがあるのです。

産科でも原因のわからない流産や死産がたくさんありますが、患者さんや家族の方に説明してわかってもらっても、「親戚」とか「友人」が、突然文句を言いにくることがあります。

抗がん剤の治療など、難しい治療をするときには、本人と親しい家族に説明をして、理解していただいたうえではじめますが、いざ治療を開始すると、そのとき説明を聞きにこなかった身内が、「危険な薬は使わないでくれ」などと、勝手なことを言ってくることがあります。

こういうひとたちは、親切のつもりでしょうが、実は本人と主治医との信頼関係を壊しているのだ、ということに気づいていないのです。

「本人たちは気が弱くて、医者に質問できないだろうから」としゃしゃり出るひと、「知り合いに医者がいるから聞いてあげる」と安請け合いするひと、「あのひとが治らないのはおかしい」と、本人に無断で電話をかけてくるひと……。そういうおせっかいなひとに共通するのは、大病院や有名病院の医者のほうが町医者よりも優れている、マスコミなどに名が売れている医者がいい医者だ、と思っていることです。

わからないことや疑問に思っていることは、患者さんが自分で主治医にきちんと聞くことが大切です。主治医に聞かずに、「友だちの知り合いの医者」に聞いてもらうのは感心しません。相談されても、診察していないことには的確に答えられないのです。

「聞いたのに答えてくれない」とか、「質問して怒られた」と言うなら、それは医者のほうが悪いのですから抗議すべきだし、医者をかえてもいいでしょう。でも、患者さんから質問が出なければ、医者は患者さんはわかっているものと思ってしまいます。

わからないまま、不信感をもって、別の医者にかかったところで、同じこと。「最後に診た医者が得をする」ということばがあります。これは、転々と医者をかえている患者さんが、ちょうどその病気が治るころにかかった医者を、「ほかの医者には治せなかった病気を治してもらえた名医」と思い込むので、最後にその患者さんを診た医者が得をする、というわけです。でも、患者さんにとっては、時間と医療費の無駄づかいでしかありませんね。

病気を治すのは、からだのなかの力。医療はその力を手助けする手段にすぎないのです。自分のからだと向き合えるひとは、医者の選び方もつき合い方も、上手なようです。

もっと日常的に、婦人科とつき合いましょう。

産婦人科にかかるときⅢ

『フランス流乳ガンとつきあう法』（木立玲子／著　毎日新聞社／刊）という本を読みました。

海外の医療を受けたひとの体験談は、医療制度の違いを無視して「欧米に比べて日本の病院はひどい」という調子でうんざりすることが多いのですが、この本は違います。

フランスで乳がんと診断された著者が、フランスの医療制度やその歴史に踏み込みながら、自分の乳がん治療とその後を書いています。

フランスの社会保険は、きめ細かいシステムが確立されていて、日本の国民皆保険制度よりさらに、医療に対する政府の介入が大きいようです。

しかし、日本とまったく違うのは、国民のなかに「この制度は自分たちが勝ちとったもの」という意識があることです。アメリカのように「患者の権利」をうたってはいても、自由経済の論理が大前提で、高額な医療費や保険料を払えるひとと、払えないひとの格差が大きい国とも違います。

著者は乳がんという思いがけない病気をきっかけに、フランスの医療の実体に触れ、日本に帰らずフランスで乳房切除術《にゅうぼうせつじょじゅつ》を受けることを選びます。乳房温存にするか切除にするかを自分で決めるに当たっての医師とのやりとりのなかに、「医療は自分で選ぶもの」という姿勢がはっきりわかります。

そういえば、フランスで出産された別の方の手記にも「病院食のメニューにはじまって『どれにする?』と聞かれることが多すぎて、自分の意思を尊重してくれるのはうれしいが、決めねばならないことが多すぎて疲れてしまう」と書かれていましたから、むこうではどんな場でも自分を主張するのが当然なのでしょう。

フランスでは、乳房切除を受ける患者さんの心理相談にも人工乳房にも、健康保険が適応されます。日本では、こころのケアの専門性を理解していない評論家が、婦人科医や外科医にそれを要求しますが、手術の合間に心理相談は無理というもの。フランスでは、その分業体制がしっかりできていて、手術する医師とは別の、こころのケアの専門家に健康保険でかかれるシステムがあります。

また、ファッションにこだわるフランスならではの、人工乳房のきめの細かさが紹介されていますが、乳房を切除した女性にシリコンで人工乳房をつくり、イブニングドレスを着られるまでに援助することは、医療の延長だという認識で、社会保険が適応されるのですね。医療制度の運用を男性にまかせていたのでは、このような発想は、とうてい出てこなかったことでしょう。

フランス女性は、平均年2回は産婦人科医を訪れるそうですが、これは15歳から49歳の32%が経口避妊薬（ピル）を使用しているため産婦人科医とのつき合いが多くなり、ひいては乳がん（日本では乳房は外科が担当）や子宮がんの早期発見を容易にするということです（女たちと産婦人科医との距離が接近したのは、強力なカトリック勢力との闘いの末、女たちが妊娠中絶合法化を勝ちとってからのことだと説明されています）。

日本では、妊娠以外のことで婦人科にかかるのに抵抗をもつ女性がまだまだ多いようですが、フランスの女性は自分のからだのチェックアップとして産婦人科医と日常的につき合っています。

わたしはよく「産婦人科に行くと内診されてしまうんでしょうか?」という質問を受けますが、この「されて」という受動的な表現には嫌悪感を覚えます。まるでわたしたち産婦人科医が、必要もないのに内診をしていると言わんばかり、侮辱されたように感じるからです。せめて「内診は必要なのでしょうか?」と聞いてほしいです。婦人科の内診は、女性の健康管理や病気の診断に必要なとき行うもの、内診をしなくても患者さんの問題が解決できるときには行いません。

「婦人科の内診はいや」というのは、からだのほかの部分とは違って性器は恥ずかしいところ、という気持ちがあるからでは、と悲しいです。なんのための検査か、なんのための内診か、ひとつひとつ理解しながら自分のための医療を受ける習慣があれば、「されてしまう」という表現は出てこないはずです。

フランス人と日本人の性に対する意識の落差が、そのまま婦人科との距離に反映されているようです。性をもった女性のからだを自分のものとして大切にするため、日常的に婦人科医とつき合っているフランス女性には、見習うことがありそうです。

からだのこと、もっと話そう 2

「報道のウソ」についての話。

わたしは最近、新聞へのコメントは信頼できる記者からの依頼でない限り、なるべく断るようにしています。その理由のひとつに、新聞では字数に制限があって、細かい説明を書いてもらえず、そのため「賛成派」「反対派」にレッテル貼りされてしまう心配があるからです。

たとえば、ある先端技術について「それで救われるひともいるのでメリットも大きいが、問題点もあるので慎重に」などという、まわりくどいニュアンスはなかなか正確に伝えてもらえないのです。

最近こんな方がいました。「ホルモン補充療法をはじめたら出血した。薬をもらったお医者さんからは、この薬を飲むと出血するかもしれないと言われたような気がするが、新聞（有名な先生が、ホルモン補充療法についてコメントしている記事）には、そんなこと書いてなかったので、ビックリした」というものです。

つまり、この方の主治医は、薬の副作用も含めて、患者さんにきちんと説明したうえで投薬しているのですが、患者さんは新聞に出ている大先生がコメントしていないので、そんなことはないだろうと思っていたのですね。

医療関係の記事は、ここのところずいぶんマスコミをにぎわします。でもむしろ、書き手の記者が故意に、あるいは無意識のうちに、落としたことや書かれなかったことのほうが、大切な問題であることもあります。

「更年期障害の画期的治療」というノリでホルモン補充療法を取りあげたかった記者ならば、取材された医者は副作用のことまで話していたかもしれませんが、そこは「紙面の都合」ということでカットするわけです。ただホルモン補充療法の宣伝記事になると「公平性を欠く」と批判されるので、たいていは「ホルモン絶対反対」というような極端すぎる意見のさわりだけは併記されます。

逆に「薬はよくない」という偏見をもっている記者がピルの記事などを書けば、「薬である以上副作用には注意しなければならないが、女性が望まない妊娠を確実に回避できるメリットのほうがより大きい」という意見を述べても、「副作用がある」ということだけを強調するような見出しがつけられてしまいます。

「不妊治療に使う薬のほうが、ピルよりもよほど危険性が高いのに、ピルの副作用だけが強調されるのはおかしい。出産だって女性のからだに危険が多いのに、ピルの副作用や中絶の害ばかり強調されるのは公平ではない」と言っても、そういう発言は載せてもらえません。

また、「自然出産礼賛」の記事を書きたがる記者にも困っています。「出産が『自然』だけにまかされていた時代には、生まれてくる子だけでなく、多くの女性たちが出産の出血や感染などでいのちを落としていたのです」などという歴史を説明しても、記事のなかでは無視されます。

「医療の介入で帝王切開が増えている」などと書かれてしまえば、そこだけ読んだひとは「病院で産むと、おなかを切られてしまう。病院では自然分娩ができない」と解釈してしまいます。

しかし帝王切開が増える背景には、胎児モニターの進歩、高齢妊娠やハイリスクの妊娠の増加、長引く陣痛を我慢するより帝王切開という産婦さんの要望が高まっているなどの背景があるし、もともと大病院には、ハイリスク妊娠が集中しますから、自然にまかせておけない出産が多くなるのは当然です。

これとは逆に陣痛誘発剤の危険を書いた記事が出ると、陣痛誘発剤をつかわなければ腟からの分娩が難しい産婦さんまで、「陣痛誘発剤を使うくらいなら帝王切開のほうがいい」と言い出します。帝王切開は腟からの分娩よりも、出血や血栓症などの合併症が多いので、できれば腟から産むほうが望ましいのですが、陣痛誘発剤を扱った記事には、そういったことは書かれていません。

いまの医療では、患者さんへの説明は不充分ですし、残念ながら横柄な医者がいるのも事実ですから、患者さんはどうしてもマスコミの情報に頼るのでしょう。

ですから医療者には、患者さんに信頼されるような態度が要求されますし、記者には公平な視点が要求されます。そして医療を受ける側にも、情報を自分に照らして考える、という姿勢が必要です。

セックスのこと

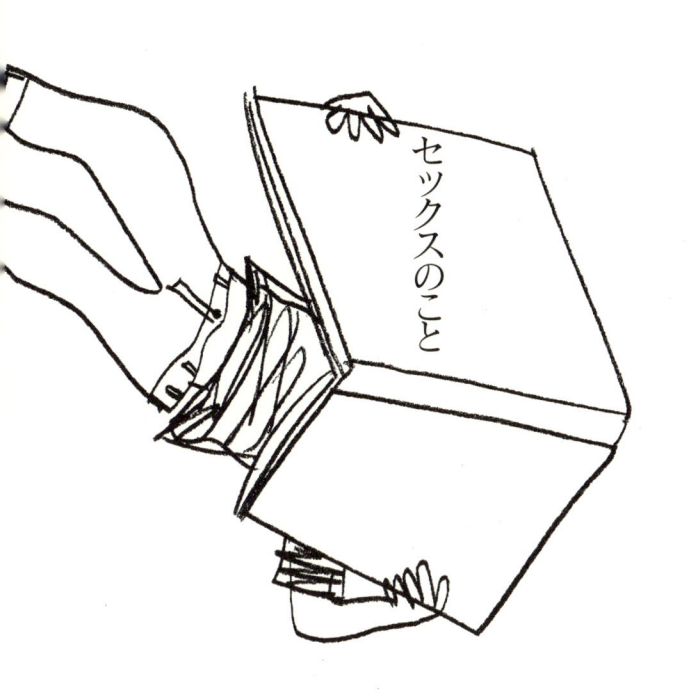

セックスは
とても人間らしい行為です。

動物の性行動は種をつなぐために行われるので、繁殖に適さない時期には、発情や性行動（交尾）はおこりません。

しかし、人間の性行動には生殖以外にいろいろな要素があります。人間という種だけは、子どもを産むのに適さないときでも、性行動への欲求をもっています。ですから、子どもを産むことを目的としない性行動は、とても人間らしい行為で、恥ずかしいことや、いやらしいことではありません。

ただし、性行動がひととひととの関係のなかで行われるときには、相手のこころやからだを傷つけないためのルールを守らねばなりません。

いま、わたしたちのまわりには、ゆがんだ性の表現がたくさんあります。アダルトビデオや性産業のように、男性の好みで選び出された女性のからだが人格から切り離され、商品として扱われ、男性の欲望の対象にされています。こういったゆがんだ性の表現は、女性の人格を踏みにじるものです。また、セックスは恋人どうし、あるいは夫婦どうしの義務でもありません。たとえ好きな相手であっても、セックスしたくないときもあります。この社会では、女性がいやがっていても無理やり性関係を結んでしまえば、よろこぶものだという俗説がありますが、そういった女性の気持ちを無視した男性の性行動によって、たくさんの女性たちが傷つけられてきました。


また、性に関することは、女性の健康にも大きな影響を与えます。

メディアでは、女性を安易なセックスに誘うような記事が目につきますが、ちょっと待ってください。セックスという行為が、女性のからだにどんな変化をもたらすものか考えてみてください。異性間でのセックスは、それを望んでいようといまいと、女性のからだに妊娠という変化が訪れる行為なのです。また、エイズをはじめとする性感染症を移される危険性もあります。

ときどき、セックスが女性のからだに好ましい変化を与えるかのような間違った記事を目にしますが、このような誤った情報によって、セックスすることが女性のからだによいと誤解してしまうことはたいへん危険です。

セックスは、妊娠や性感染症の危険につながる行為なのだということを忘れないでください。だから、セックスしたいと思うならば、それによっておこるからだへの障害を防ぐ手段、避妊と性感染症の予防を必ず考えることです。

自分がセックスしたい気持ちになっていないときや、妊娠が心配なら、はっきりと「ノー」というべきです。不特定多数と性関係の経験がある相手は、性感染症をもっている可能性が高いということも忘れないでください。

避妊は、望まない妊娠や多産による障害から女性の健康を守るために必要です。しかし、女性が主体的に避妊をすることに対して「かわいくない」と言われることがあります。このような偏見は、女性のからだに支配的でありたいという男性たちによってつくられたものです。それで女性たちは、いつも、自分のからだを自分で知ることを妨げられてきました。

男性の売春には寛大な社会が、女性が自らの性と健康を考えて、からだの自己管理をすることをよしとしない根底には、妊娠を管理することで、女性の性を家父長制に縛りつけてきた、性の二重規範が存在するのです。

しかし、性は男性に捧げるもの、従うもの、という意識では、望まない妊娠や性感染症の被害から自分の健康を守ることはできません。それには、したくないセックスは拒否することも含めて、女性が性に対して主体的になることが必要です。

豊かな性関係は、お互いの気持ちと人格を尊重してこそはじめて生まれるものですから。

「みんなといっしょ」のセックスをする必要はありません。

性行動というのは、プライベートな行為であるにもかかわらず、多くの国や社会に、社会規範や「常識」と呼ばれるものがあります。

自分の感性を殺してでも、まわりと波風が立たないようにと、「常識的な」「ふつうの」生き方に合わせて生きている多数者のこころのなかには、ひとと違った性的行動をもつひとたちや、ひとと違った生き方をする少数者たちを、「おかしなひと」として差別したり、卑《いや》しめたり、排除する気持ちが強いように思います。

特に、女性の性、結婚、出産に関しては、そのような傾向が強いのではないでしょうか。この社会では、子産みにつながる性と、婚姻関係を維持する性だけが、認知された性とされています。そして、そこからはずれた性行動、たとえば同性愛者の性、高齢者の性、障害者の性など、少数者の性行動は、どんなにお互いが真剣であっても、「変わり者」あるいは「いやらしい」と言われ、タブー視されています。

さすがに未婚者のセックスをとがめる声は少なくなりましたが、未婚で子どもを産む女性には、非難の目が向けられていますし、逆に結婚していても子どもをつくらない夫婦も、変わり者扱いをされます。

同性愛は、おかしな行動をとる異常なひとたちとして、揶揄《やゆ》の対象とされています。これを禁止する法律をもつ国さえあります。施設にいる障害者や老人ホームの入所者は、介護者の管理下におかれ、愛を温める空間すら認められていません。障害をもったひとたちは、性をもつ人格とは認められず、恋を語ることも、子どもを産むことも分不相応と、差別されています。

ところが、この少数者の人権を奪っている「ふつう」の内容は、時代によって変わりますし（たとえば、戦前までは、遅くとも20歳までには結婚して子どもを産むのが「ふつう」でしたが、1999年の平均初産年齢は、27・9歳です）、意図的につくり出されている概念である場合も多いのです。

なぜかというと、ひとの性行動を管理することは、家父長制のもとで、女性と子どもを管理することにつながるからです。さらに、少数者の性行動が差別されてきた背景には、生殖を目的としない性を卑しいもの、忌むべきものとして閉じこめてきた、人口政策の歴史があります。その逆に、いくらゆがめられた性であっても、お金で買われる性や、男性の権力や暴力が女性に強要する性は、「男ならみんなやっている」と、暗黙のうちに認知されているのです。

これって、おかしなことだと思いませんか？

このようなつくられた性の「常識」と、違う感じ方をする女性たちは、自分の考えが、多数派と違うという理由だけで、自分はおかしいのではないだろうかと悩んでいます。セックスをしたいと思わない女性、逆に性的なことに積極的な女性、男でなく女を愛する女性、子どもを産みたいと思わない女性など。でもその感性は、みんな、あなた自身のものなのです。

ひとは、ひとりひとりみんな違った感性をもち、みんな違った生き方をしているはずです。だから、「みんなといっしょ」というのはとてもおかしな、窮屈なことです。

いま同性愛者の間では、世間の偏見を怖がらないで、自分たちの性的指向を表明して、多様な性のあり方を社会に認めさせてゆこうという運動がひろがりつつあります。

障害者の間では、性関係や、子どもをもつことについての選択権を主張するひとたちが、性的自立を勝ちとっています。

老人施設でも、高齢者どうしが愛を育めるように、環境を改善する試みが出てきています。少しずつではありますが、多様な性関係のあり方が、認められつつあります。

自分自身の気持ちを大切にして、自分と違った指向をもつひとたちを大切にする生き方、したいですね。

セックスは
カップルの義務でしょうか?

性はプライベートなことなのに、夫婦の性がことさら問題にされるのは、「セックスは夫婦の義務」という前提があるからでしょうか。

でも、夫婦も人間関係のひとつですから、わたしは一度こういう前提をはずして、考えてみたいと思うのです。

わたしたちは、多かれ少なかれ、義務を伴う人間関係をもっています。地域や仕事や学校やサークルなど、いろいろな人間関係がありますが、こういう人間関係のすべてが気ままにやれる、というわけにはゆきません。生活や仕事を続けてゆくうえでは、好き嫌いの感情抜きに、ドライに維持すべき人間関係もたくさんあります。

仕事のなかなどでは感情が入らない事務的な関係のほうが、かえって円滑にゆくこともたくさんあります。それが社会的な人間関係で、そこにはいろいろな責任と義務が発生します。

ところが人間は、そういったドライな関係だけではなく、お互いの気持ちが触れ合えるような親密な関係をもちたくなることがあります。より親密でありたいという気持ちが特定のひとに対して深まってゆくと、友人から恋人に発展し、いっしょに暮らしたくなり、そうやって夫婦になれば、いわゆる恋愛結婚です。はじめから共同生活者として望ましい相手を探して夫婦になる、お見合いや結婚相談所仲介での結婚もあります。

しかしどちらにしても、人間には気持ちや考え方や感性の違いがあります。セックスの感じ方にも違いがあります。それらを認め合ってゆかないと、快適な生活はできません。ですからこころの通い合ったカップルの間でも、共同生活をするうえでの責任や義務はあるわけです。

これまでは、男は結婚しても妻子を養う義務さえ果たせば、あとは好き勝手にふるまえて、ときには浮気も許されてきたのに、女には夫とのセックスも含めて家庭内でのさまざまな義務が課せられてきました。それが不平等だということが指摘されてきた今日、夫にも家庭における生活者としての義務がある、ということが認識されてきました。

義務というものは、ときに束縛にもなります。どこまでが束縛感を感じさせない、快適さをそこなわない範囲かというのは、ひとそれぞれで違いますが、ふたりでその折り合いをうまくつけてゆくことが、日常生活やセックスライフを快適に送れるカギと言えるでしょう（なかには関係に義務ができ、束縛し合うのがわずらわしいので、生活を共にせず、定期的に逢うだけの関係にとどめているカップルもいます）。

ただ、人間の気持ちというものは変わりうるものです。たとえば新婚当時は夫婦で旅行するのがたのしかった、でもいまは夫とより女友だちとのほうがたのしい、という女性も珍しくありません。旅行をセックスと置き換えても同じこと、夫婦のセックスがつまらなくなって、ほかの相手とのセックスがたのしくなるということもないわけではありません。すると、新婚時代は、義務を義務とも感じないで過ごせたいろいろなことが、重荷に感じるようになってきます。

自分の気持ちに正直でありたいとすれば、一方が関係を続けたいと思っていても、関係を解消するしかありません。そんなとき、よく裏切りということばが使われます。しかし、そういった責任のなすり合いでは解決しきれないのが、人間関係の複雑なところではないでしょうか。そう考えると、偽りのない関係というものは、どちらかの気持ちが変化したときには崩れてしまうのですから、きわめて不安定です。

逆に夫婦という関係を安定させたいと思ったら、男も女もお互いの義務を果たさねばなりません。気持ちが変わっても、セックスが夫婦関係を維持するために必要なら契約と割りきるか、セックスなしでも関係が維持できる夫婦は、セックスレスになるでしょう。

義務で夫婦を続けるのがいいのか、自分の気持ちに誠実になって関係を解消するのがいいのか、おそらく結論などは出ないでしょうね。

年齢を重ねてからのセックスと、パートナーとのいい関係。

人間のからだには、生まれてから死ぬまでさまざまな変化があります。

ほんの百年くらい前までは平均寿命は50年、生殖年齢を過ぎるころには人生も終わっていたので、高齢期の性関係というのは人生のつけ足しでしたが、現代ではふたりで老いを迎えようとすれば、閉経以後約30年の関係を考えねばなりません。

女性が閉経を迎えるのは、妊娠という負担からの解放、つまり妊娠とは関わりのない性を考えるひとつの節目です。からだが生殖に向けた哺乳動物のリズムをかかえていた時代から、生殖機能と決別して人間らしい性をかかえて生きる年代に入ります。ですから、動物的な本能にリードされていた若い時代とは違って、男女の性関係にも人間的なこころの交流が、ますます必要となってくるのです。

閉経後数年すると、エストロゲンの作用しなくなった粘膜は乾きやすくなって、ちょっとした刺激で傷ついたり、痛くなったり、デリケートになります。ですから性器の触れ合いも、激しく行えば、傷ついたり痛くなったりするので、配慮が必要です。

でも、こうしたからだの変化を理解していないと、性行為のときの痛みや出血に驚き、怖くなり、どうしてよいかわからずに夫を遠ざけたり、無理やり求める夫に嫌悪感を抱いたりする結果になってしまいます。男性はなおさら、こういった女性のからだの変化を知りません。高齢者のからだを解説する情報には、心臓やコレステロールのことはたくさん出てきても、性器の変化まで書いてあるものが少ないからです。

また、日本人は高齢になると女も男も、パートナーにロマンを求めてセクシーにふるまおうとする努力をしなくなると言われています。休日にどこに旅行に行こうかと仲よく話し合えても、性のことは話し合う習慣が少ないようです。

女性自身がからだの変化について知る機会がなかったことに加えて、パートナーにそのことを伝えられる関係が育っていないと、ふたりの間に軋轢《あつれき》が生じてきます。夫婦や恋人という女と男の関係に占める性関係の重さは、ひとによって違います。ふたりの間に性的な関係が「なくてはならないもの」というカップルもいれば、「なくてもいい」と感じているカップルもいます。どちらにしても、ふたりが仲よくたのしい関係であればよいのですが、セックスについての感じ方がずれていると、つらいものがあります。

性交時の痛みをとるだけなら、エストロゲンを使うことで解決できます。「性行為がつらいのでホルモン補充療法をしたい」といって来院する方がいる一方で、「それまでして（セックスを）やりたくない」と断る方もいます。性交痛のメカニズムを説明すると「別にわたしだけがおかしいんじゃないことがわかって安心したから、それで充分」と、あえて薬はいらないという方も。女性の感じ方は、ひとそれぞれです。

婦人科では、とりあえず痛みをなくすためにエストロゲンを使います。でもあくまでも「とりあえず」にすぎず、粘膜の乾燥は改善されても、長年のすれ違いによるこころの渇きは改善できません。

閉経以後もセックスライフをたのしくしたいと望む女性にとっては、エストロゲンという薬は生活の質を高めてくれます。でも、こころの通い合いがなくて、妻がどう感じているかも確かめようとせず、一方的に挿入して射精して終わるような夫とのセックスに応じるためだったら、薬は根本的な解決にはなりません。むしろ、いやなものはいや、と自分の気持ちをありのままに表現するほうが、新たなパートナーシップを見つける手がかりになるかもしれません。

男性も年齢とともに性機能の衰えがあり、若いときのような激しい性行為ができなくなります。しかし、強くて持続力のある行為が最高という意識のぬぐえない男性は多く、妻もそれを望んでいると思いこんでいて、バイアグラに回春を求める男性もいます。でもその前に、お互いのからだの変化を伝え合い、気持ちを確かめ合うことが必要ではないでしょうか。

からだの変化とともに、生活や仕事のスタイルの変化、子どもの巣立ちや老親との同居など、家族構成の変化もあるでしょう。性に対する感じ方は、生活スタイルによっても変化するので、人生の節目でふたりの関係を温め合う工夫をしていく必要がありそうです。

あなたはピルをどう思いますか?

　ピルについては、漠然とした不安をもつひとが多いようですが、それをいうなら、セックス、避妊、妊娠、中絶、出産についても、もっと公平な情報がほしいなと思います。

「女性のからだにとって、セックスは危険なことなんですよ。妊娠や出産も、危険なんですよ」と言っても、ピンとこないでしょうか? セックスすれば、女性のからだには、性感染症と妊娠というふたつの危険が発生します。だから、セックスはからだに危険な行為と言えるのです。

　安全なセックスとは、予期せぬ妊娠と性感染症を予防すること。つまり、エイズやクラミジアなどの性感染症の検査を受けていない相手とセックスするなら、必ずコンドームを行為の最初からつけてもらうこと。また、妊娠しては困るなら、確実性の比較的高い避妊法（ピル、コンドーム、IUD＝避妊リング。これ以外は失敗率がとても高い）を実行すること。セックスしたいという女性には、自分のからだを傷つけないために、このふたつをこころがけてほしいのです。

子どもを望んで妊娠する場合でも、妊娠・出産は、女性のからだにとって負担、危険を伴う行為であることは、覚悟してほしいのです。

妊娠すれば、めまい、頭痛、腰痛、便秘など、からだの不調からはじまり、妊娠中毒症や出産の出血や血栓症《けっせんしょう》など、致命的な病気が発生することもあります。女性のからだにとって、妊娠・出産の危険性は、ピルの副作用とは比べものにならないほど高いのです。

ピルを拒否する意見のなかに、「女性だけに負担が多い」というものがあります。

でも、セックスも、その結果である妊娠・出産も、女性のからだには大きな負担です。ピルは、薬を使うという負担はあっても、それ以上に大きい、妊娠や出産の負担が避けられるのです。月経が1日でも遅れれば、「もしかして！」という不安、この毎月のストレスから解放されるメリットもあります。

ただ、ピルが体質的に合わない女性もいます。ピルを使ってはいけない病気をもっている女性もいます。逆にピルで、月経痛がなくなり快適になったひともいます。ピルに対するからだの反応は、みんな違うのです。

だから、ピルを選ぶか、失敗率を覚悟してでもからだに負担のないコンドームを相手につけさせるか、それとも絶対安全で確実な方法、つまりセックスをしないという選択をするか、それはセックスでからだに負担を負わねばならない当事者、女性が決めることです。避妊の選択権は、女性の基本的人権なのです。

国が長い間ピルを認可しなかったことや、逆に、男性がコンドームをいやがり、一方的に女性にピルを押しつけること、どちらも女性のからだに対する侵害といえるでしょう。

家父長制を守りたい男たちの間には、男性には複数の女性との性交を許容する一方で、女性の性は家に縛りつけよう、という性の二重規範が存在します。そういう男たちは、女が主体的に避妊をすることに抵抗します。ピル認可までの長かった道のりとバイアグラのスピード認可を比べてみると、それがよくわかります。

オナニーは、自分がいちばん気持ちよくなる方法です。

女の性を支配しておきたい男たちは、女の性についてさまざまな神話をつくり出しました。「女の性はかくかくしかじかであるが、男の性は……」などと、男の作家や評論家が自分の頭のなかでつくり出した妄想を書いたのを読むと、昔のわたしだったらむきになって怒っていたのですが、最近はこういう男を「女とのいい関係を知らない不幸なヤツ！」とあわれむだけの余裕ができました。

まず、「女の性は」なんてひとまとめにして、くくれるようなものは、存在しないのです。ひとは、それぞれみんな違うのです。

性に対する考え方や行動も違う、感じる場所（性感帯）も、みんなそれぞれ違うのです。当事者でない男に女の性がわかるはずがないのに、女たちはなんで自分の感性よりも、男たちが書いたものを信じてしまうのか、ふしぎでたまりません（女性雑誌だって、たいていは、男の編集者がつくっているものなんですよ）。

「男に抱かれたい」と思う女もいれば、「男なんていらない」と思う女もいて、いいじゃありませんか。オナニー好きな女もいて、きらいな女もいて、いいじゃありませんか。

男はせいぜい、「男の性はかくかくしかじか……」とだけやっていればよろしいのであって、女の性を語るなんておこがましいことはやめたほうがいい。そうでないと、自分のパートナーといい関係などつくれないですよ。

それはともかく、わたしの感じる場所、つまりわたしがいい気持ちになる場所は、わたしにしかわからない。だからオナニーすることは、わたしがいちばん気持ちよくなる方法ができるわけで、男なんかにやってもらうよりも、ずっと快適ですね。

でも、自分だけでこの快適をたのしむのはもったいないな、と思うのだったら、性的パートナー（必ずしも異性でなくてもいい）を探すことです。オナニーでいい気持ちになる女は、パートナーができても「こういうところがとっても感じるの」と伝えることができるわけですから、気持ちいいセックスもＯＫです。

セックスだって、オナニーだって、快適でないならやめればいい。逆に、快適だったら、悪いことであるはずがない。

オナニーに罪悪感をもつのは、「性は恥ずかしいもの」「男のためにとっておくもの」「女の性欲は、男によってはじめて開発される」などという、男の謀略によってつくり出された神話を、ちいさいときから刷り込まれてきたからなのです。

だいいち罪悪感なんてもってたら、たのしくないじゃありませんか？


ところで昔は、乗馬、自転車、バイク、タンポンなどすると、処女膜が破れるなんて、女の子をおどかす大人がいたんですよ。知ってましたか？（いまでもいるって？）笑っちゃいますね！これって、女が男なしで感じちゃうと立場がなくなって困るという男が、必死で考えた珍説では？という勘ぐりもあります。女を支配しないと満足できないような男の性なんて、そのくらいもろいんですね。だからわたしたちは、そんな男でなく、対等な関係をもてる男を見つけたいです。

離婚した女がオナニーすると、「欲求不満と思われるのがいや」という方がいました。

形骸化した家制度を死守しようとする男たちは、それを拒否した女たちに、あらゆるいやがらせをします。「男がいなくて欲求不満だ」と言われること、それはセクシュアル・ハラスメントです。だからわたしたちは、自分の生き方をもって、それと闘わねばならないのです。

離婚した女やシングルの女は、男なしでも充分しあわせになれるということ。子のない女は、子を産まなくても自分の人生を充実して生きられること。そして、働きながら子育てする女は、母親が働くことが、子どものためにプラスになることだと、みんな自分を主張し、いやがらせをはねかえしながら、男社会の「常識」を変えさせてきたのです。

からだのこと、もっと話そう 3

ピルとバイアグラの話。

男性の性的不全の治療薬バイアグラは、申請からわずか半年という異例の早さで認可されました。

これに対して、ピル認可のなんと遅かったこと。最初の申請(中用量ピル)は約30年も前、低用量ピルの認可申請が出されたのは1990年のこと。92年に認可が凍結され、97年に審議が再開されたものの、また先延ばしになり、99年の3月3日、9年目にして承認され、99年秋にやっと発売になったのです。

新薬が認可されるには通常、申請から早くても2年以上はかかるのです。日本のお役所は、決められた手続きを杓子定規にふんでからでないと絶対に動かないというのに、バイアグラに関して旧厚生省は、日本での臨床治験を省略して、外国のデータだけで認可するという、異例の超法規的ともいえるスピードアップでやってのけたのです。

ふーん……「バイアグラを認可すれば、男性の性行動が活発化してエイズの蔓延のおそれがある」という発言はなかったワケね……「バイアグラの認可で男性の性道徳が乱れる」という発言もなかったワケね……と思います。

ピルは、ときには性道徳が乱れる、ときにはエイズが蔓延する、ピルと環境ホルモンの関係などと、すべてとってつけたような理屈で、そのたびに認可が棚上げになってきました。

セックスできない男性のためのバイアグラが異例の早さで認可され、女性がセックスで妊娠する危険を避けるために使うピルが、異例の遅さでやっと承認されました。

ピルが認可されなかったのは、副作用があるからだと思っているひとが多いので驚きますが、認可された薬から頻繁《ひんぱん》に薬害が発生していることから、あの旧厚生省がなかなか認可しなかったピルは、よほど怖いに違いないと誤解されるのも無理からぬことかもしれません。

バイアグラは、アメリカで1998年3月に発売されてから4か月の間に、123件もの副作用による死亡が報告されています。日本でも、バイアグラを飲んで死亡したひとの報告があります。それでも認可したのですね。

これに対してピルは、副作用が絶対ないというわけではありませんが、開発から40年もの間に次々と改良され、現在では安全に使用するための基準が確立されています。日本で行われた臨床治験のデータも公開されています。

ま、どうせバイアグラを使って死ぬのは男性だから、勝手にすればいいと思いますが、危険があっても使いたいというひとには、きちんと情報公開されたうえで、それが認められるべきでしょう。

そういう意味では、バイアグラは認可されてしかるべきだったと思います。なにしろ、女のわたしには理解できませんが、男性にとって腹上死というのは、いちばんしあわせな死に方らしいのです。こういった死に方を選ぶ権利は、認めてあげなければなりませんね。

しかし、女性にも確かな避妊方法を選ぶ権利があります。

女性に負担が大きいとか、からだの自然性をそこなうといってピルに反対するひとがいますが、避妊に失敗して人工妊娠中絶することも、不本意な出産をすることも、月経が1日でも遅れるたびに「もしかして妊娠！」と大きな不安をもつことも、女性のからだには大きな負担です。

副作用として心配された血栓症の発生も、妊産婦のほうがピル服用者よりも危険なのです。つまり妊娠することは、望んだ妊娠であっても、ピルを服用するよりも、からだへの危険性がずっと高いのです。

妊娠・出産だっていのちと引き替えということがあるのですから、避妊の選択肢は可能な限りひろげるべきです。使いたくないひとは、自分の意思でコンドームを選べばよいのです。

大切なのは、ピルに対する偏見を改め、正しい情報を得たうえで、自分で選べることです。

バイアグラとピル、この認可の早さの違い。それは、男性には「いのちと引き替え」にでも性の快楽を追求する権利を認めよう、女性には「いのちと引き替え」になるかもしれない妊娠の危険を回避する権利をなかなか認めなかったということ。

この背景には、ピルを認可すれば出生率が低下するが、バイアグラを認可すれば男性の性行動の活発化により出生率が増加する？　それとも、1日でも早くバイアグラを使いたいという国会議員のオジサマたちが、旧厚生省に圧力をかけたのだという憶測が当たっているのかな？

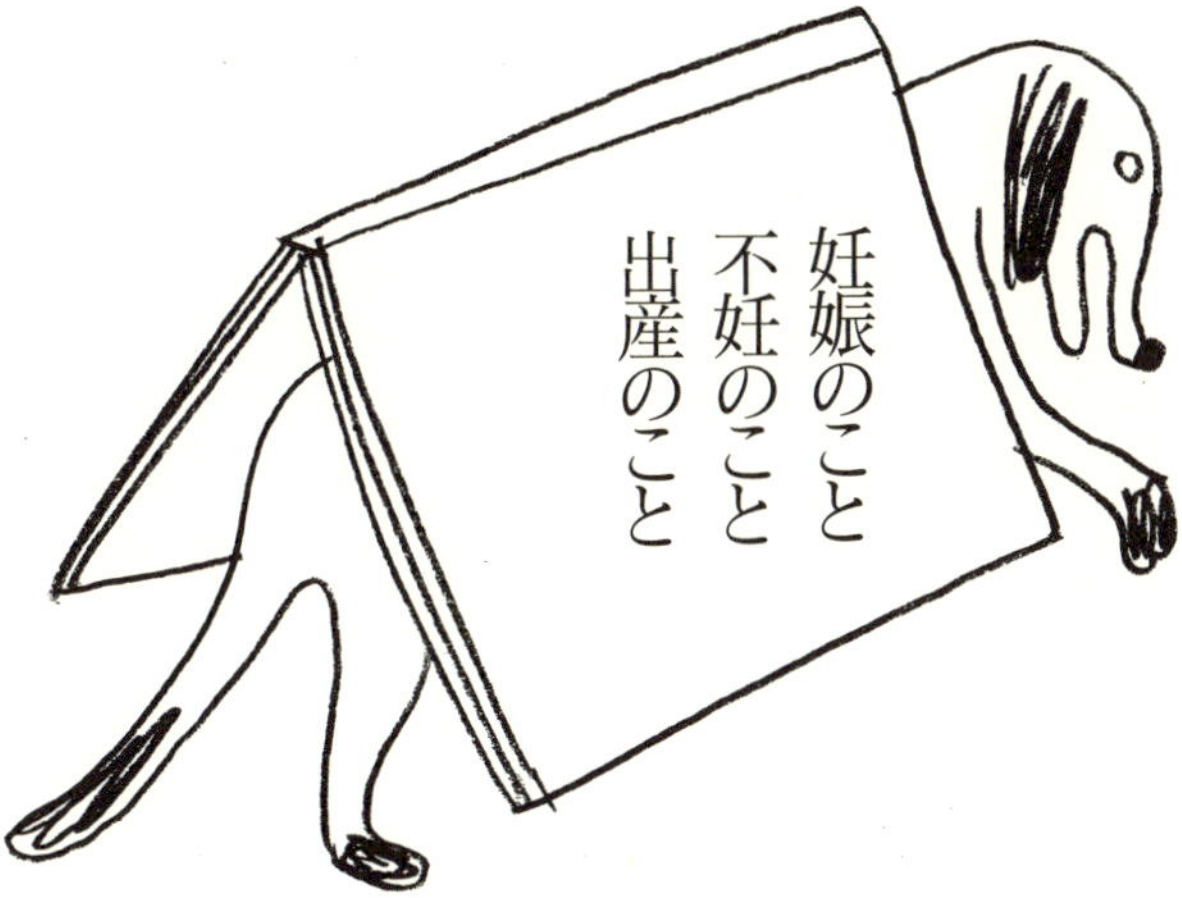
妊娠のこと
不妊のこと
出産のこと

子どもをほしいと思ったら、まず考えてほしいこと。

妊娠や分娩は、女性のからだ全体が激変するできごとです。決して子宮だけが行うわけではありません。また、分娩が終わってふくれあがっていたおなかが小さくなっても、妊娠前とまったく同じからだに戻れるわけでもありません。

最近、子どもを産むということが、ファッショナブルに考えられすぎていて、妊娠が女性のからだにおこる重大事件なのだということが忘れられているのではないでしょうか。

個人差も大きいのですが、妊娠をするとからだには、いろいろな変化がおこります。妊娠初期には「つわり」といって、胃の痛みや吐き気、嘔吐などがおこることはよく知られていますが、そのほかにも頭がぼんやりして眠くなる、だるくなる、便秘になる、めまいがする、妊娠中期から後期にかけては、むくみが出る、動悸《どうき》がする、尿が近くなる、皮膚にシミなどができやすくなる、腰痛、背部痛、足のこむらがえりなど、いろいろな変化がおこってきます。痔や静脈瘤《じょうみゃくりゅう》になるひともいます。

精神的にも、必ずしもしあわせいっぱいという気持ちになれるひとばかりではなく、なんとなく不安定な気持ちになったり、いらいらが強くなるひともいます。これは、胎児を育てるために、女性のからだのなかの血液や、いろいろな物質の代謝状態が、大きく変化するからです。

自分のからだをしっかりと観察できているひとは、たとえ少しくらいつらいことがおこっても、それが妊娠ということなのだなと、その変化を受け入れ納得し、それなりに前向きに過ごすことができるのですが、妊娠することをとってもすてきなことだとばかり思っていたひとは、こういったからだやこころの変化に見舞われると、何か異状がおこったのではないかとうろたえたり、こんなはずではなかったと落ち込んだりします。

とかく妊娠すると、胎児のことばかりが気になりますが、まず、自分自身のからだを大切にしなければいけない時期でもあるのです。だから、子どもがほしいと思ったら、それなりの覚悟をもって妊娠にのぞんでほしいなと思います。

また、何か持病をかかえているひとは、それが悪化することが多いので、妊娠中や出産後は充分なケアが必要です。妊娠すると病気がよくなるのではと、間違った理解をしているひとも多いのですが、たとえ妊娠中に一時的に軽快する病気でも、分娩後に悪化することが多いので、充分な注意が必要です。がんや重症の心臓病など、妊娠すると寿命をちぢめる危険があるような病気をもっている女性もいます。そのような女性のなかには、どうしても子どもを産みたいという気持ちから、妊娠によるからだの変化をたいしたものではないと、過小に考えているひとがいます。

世間では、病気をもっているにも関わらず、無理を押して出産した女性を、賛美する傾向がありますが、これはとても危険なことです。このような母性賛美が無言の圧力になって、何がなんでも子どもを産まなければ一人前ではないと思い込み、妊娠・出産に追い立てられて、子どもを残していのちを落とした女性もいるのです。そうまでして、子どもを残すことよりも、いまの病気をできるだけ悪化させないように、自分自身の生き方を考えることのほうが、よほど大切なことではないでしょうか。

どうしてあなたは子どもがほしいのですか？

あなたが子どもを産むことを、誰が決めましたか？

「もちろん、わたしがほしいと思ったから産んだのよ」という方が多いでしょうね。

でも、もしこんなアンケートをとったら、どんな結果が出ると思いますか？

①結婚している女性のなかで、子どもがいる方にお聞きします。あなたは「どうして子どもを産んだの？　どうして子どもをほしいと思ったの？」と、誰かに聞かれたことがありますか？　あるいは、自分自身に聞いたことがありますか？

②それでは結婚している女性のなかで、子どものいない方にお聞きします。あなたは「どうして子ど

もをつくらないの？　子どもはほしくないの？」と誰かに聞かれたことがありますか？

おそらく、①は「ノー」②は「イエス」という回答が多いのではないでしょうか。子どもを産むことも産まないことも、女性自身の気持ちで決めることならば、どちらも同じであってよいはずですね。でも、わたしたちのまわりでは、子どもを産まない理由を聞かれることはあっても、子どもを産む理由を聞かれることはめったにありません。

それは、この社会では、子どもを産むのはあたり前、産まないのはおかしい、と考えられていて、いつのまにかわたしたちは、それを「常識」と信じさせられてしまっているからではないでしょうか。

セクシュアリティーや、子どもをいつ、何人産むか、産まないかということは、プライベートなことです。セックスが好きという女性がいる一方で、セックスはきらいだからしない、というひともいる。異性とではなく、同性とセックスしたいひともいる。結婚して子どもを産まないひともいるし、結婚していなくても子どもを産むひともいる。血のつながりのない子どもを育てるひともいる。

でも、この社会では、結婚するのはあたり前、結婚したら（恋人ができたら）セックスするのはあたり前、子どもをつくるのもあたり前、子どもは血のつながった両親に育てられるのがしあわせ。そういった「常識」のなかで、結婚したくない、男性とセックスしたくない、子どもを産みたくない、という気持ちをもっている女性は、自分がおかしいのではないかという錯覚をいだき、悩みます。

でも、ひとの顔がみんな違うように、性や子産みに対する考え方、感じ方はみんな違っていいのです。たんに異性とセックスするひとのほうが数としては多い、というだけの理由で、違った思考や違った事情をもっている女性に、多数派と同じ人生を押しつけることは人権侵害です。

また、子どもをもってよかったと思うひとは、他人にも勧めたがります。

しかし、「産めば自然に、情がわいてくるものよ」とか言われて産んだのに、子育てなんてたのしくない、子どもなんてかわいくないという女性もいます。それで、子どもを虐待してしまうことがあります。だから、子どもをもつすばらしさだけを強調した情報を流すことは、とても無責任なことです。

しかし、近所のひとたちとの会話のなかでも、マスコミのなかでも、そういう、無責任な情報ばかり流されています。なぜかというと、この日本では子どもの数を増やしたいと考えているひとたちがいるからです。そして、子どもの数を増やすためには、個人的なことであるはずの子産み、そして、子産みに必要なセックスを管理する必要があるからです。この性や子産みの管理のひとつが、情報の操作です。性や子産みに関する「常識」がまかり通っているのも、実は人口を増やしたいというひとたちの情報操作（マインドコントロール）があるからです。

「産みさえすれば母性は自然にわいてくる」は、間違いです。

たびかさなる子どもの虐待のニュースには、胸が痛みます。幼い子どもが暴力の犠牲に、それもいちばん信頼できるはずの親から暴力をふるわれたすえに殺されるというのは、やりきれないものがあります。

しかし「鬼の父・母」「母性の喪失」というマスコミの論調には、違和感を覚えます。虐待をする親だって、はじめから殺すつもりで子どもを産んだわけではないでしょう（その場合は、出生直後に捨てたり殺したりという事件になりますから）。

虐待されるのは、望まれて生まれてきた子どもの場合もあるし、無責任なセックスの結果、なりゆきで生まれてきた子どもの場合もあるでしょう。でも、一応は育てるつもりで、産んだ子です。

よく、「産みさえすれば、母性は自然にわいてくる」と言われますが、それは間違いです。むしろ「親子は他人のはじまり」と言うほうが正しいのか、いや他人でないからこそ、より大きな悲劇に発展する、とも言えるのかもしれません。

昔話に継子《ままこ》いじめの話がよく出てきます。でも、これは本当のところ原作では実の親からの虐待の話だったのが、あまりにも悲惨なので、継子いじめにすり替えられたと言われています。となると子どもの虐待は近年にはじまったことではないのでしょう。

昔は子どもに対する価値観が、いまとは大きく違っていました。普通の家にとっては、家業を手伝い、家計を助けてくれる存在で、貧困におちいり食いつめれば、幼い子は捨てられ、女の子は身売り、男の子は出稼ぎをさせられました。一方、上流社会では、男の子は家系と財産を継承してゆく存在、女の子は家どうしの姻戚外交の駒に。どちらにしても子は「親の所有物」「煮て食おうが焼いて食おうが親の勝手」と考えられていました。

しかし近代人権思想の流れは、子どもの人権の尊重を訴え、「子は親の所有物」という考えが否定されます。子どもも生まれたときから、ひとりの人格として尊重されねばなりません。しかし、この社会には「子どもの人権の尊重」という意識が本当に根づいているのでしょうか?

親は子どもに何らかの期待をかける、親の気持ちとしては当然のことですが、子どもをつくるのは、ものを制作することとは違います。子づくりは、制作者の意図したとおりのものが誕生するわけではないのです。

「子どもが愛せない」「この子だけかわいくなかった」「子どもが思うように育ってくれない」「子どもがいると自分のやりたいことができない」「子どもがじゃまだった」、そんな虐待の理由からは、産んだ子が親の描く理想像どおりの子どもでなかったからおきた悲劇とも考えられるのです。

農耕社会では、一生懸命作物を育てても、お天気しだいで作物が実ることもあれば、不作のこともありました。どんな子どもが生まれるかということも、同じように自然が決めること、親の思いどおりにならなくて当然です。姿、顔かたちだって、自分の気に入らないところばかり似てしまう子もいるでしょう。健康な両親から、病気や障害をもった子どもが生まれることもあります。

しかし工業化社会では、規格品を効率的に生産することが求められます。農作物でさえ、フレームのなかで温度や日照時間などの栽培条件がコントロールされ、安定した規格品の供給が要求される時代です。

ですから子づくりにおいても、科学の力と胎教や早期教育という親の努力しだいで、「頭のいい子、聞きわけのいい子、素直な子」などという要望どおりの子どもがつくれるかのような、幻想におちいってしまいます。

でもそんなとき、親たちに「子どもは自分のからだの産み出したもの」という、からだを感じる感性があれば、期待と違った子でも受け入れ、育てることができるでしょう。けれども浅はかな知識や技術を駆使したうえでの「期待はずれ」だったら、子どもを「失敗作」「不良品」としてしか、感じられなくなってしまうのではないでしょうか。


「他人の人権を尊重する」ということは、違ったものを受け入れ、違ったものを認めることからはじまります。

自分と違った生活や仕事をしているひと、異なる宗教や信条をもつひと、異なる人種、そういうものを寛容に受け入れられる社会でないと、大人とは異なった種族である「子ども」の人権を尊重するという意識は根づきません。ですから、「子どもの虐待」という問題は、家庭だけの問題ではなくて、近代社会全体の問題として考えてほしいのです。

障害をもつ子どもを産む、あなたはどう思いますか？

ある集会で、こんな質問を受けました。

「わたしは高齢妊娠になりそうなのですが、病院に行くと、羊水《ようすい》検査を勧められてしまうのでしょうか？」

それでわたしは、こう聞き返したくなりました。

「あなた自身は妊娠したら、羊水検査を受けたいと思うのですか？　それとも受けたくないと思うのですか？」

妊婦さんの年齢が高くなると、あかちゃんが異常をもって生まれる確率が高くなるという理由から、高齢の妊婦さんに羊水検査を勧める産院があります。

羊水検査とは、子宮に針を刺して採った羊水を検査して、あかちゃんの染色体異常などを調べる検査です。

また最近は、トリプルマーカーといって、実際はダウン症などの確率が高いか低いかが示されるだけなのに、「血液を採るだけで、あかちゃんの異常がわかる」という間違った言い方で検査を勧める産院があり、妊婦さんを混乱させています。

医者の間でも、妊娠初期の胎児診断については、いろいろな意見があります。

「障害児が生まれることは、いけないことだ」という考えをもつ医者は、あかちゃんの異常を発見された妊婦さんが、自発的に妊娠中絶してくれることを期待して、胎児診断を勧めるでしょう。しかし、「障害をもった子どもが生まれることは、けっして不幸なことではない。障害をもった子どもが排除されるのは、悲しいことだ」という考えをもつ医者は、胎児診断など勧めません。つまり、最初に受診した医者の人生観しだいで、妊婦さんが胎児診断を勧められたり、勧められなかったりすることになるのです。

だからもし、妊婦さんが「どんな子どもでも、おなかの子どもは大切」と思っているならば、検査を勧められても断ればよいのです。

それに「あかちゃんの異常」ということについては、ずいぶん誤解があります。「異常」とは、人間のからだの形がひとりひとりみんな違う、というバリエーションにすぎません。ですから、耳の変形とか皮膚のアザなどまで含めると、「異常」と呼ばれるバリエーションは、出生したあかちゃんの5％くらいには認められます。そしてそのほとんどが、生まれる前にはわかりません。

それなのに、この社会は、健康なひとだけが便利なように成り立ってしまいました。そして、違ったものを受け入れにくくしています。ですから、手足や視聴覚が不自由なひとや、知的障害をもつひとなどが、不便な思いをしなければならなくなっていて、それで「障害」と呼ばれてしまうのです。

でも、人間は誰でも、高齢になれば程度の差はあれ、目が不自由になったり、歩行がおぼつかなくなったり、痴呆になったりします。つまり人間というのは、いつかは障害者として生きることになる存在です。それが、たまたま出生する前からか、生まれたあとに病気などでなるか、あるいは事故などで人生の中途からか、高齢になってからか、という違いにすぎないのです。

だとすれば、障害を「よくないもの」「不幸なもの」と決めつけて、障害をもったあかちゃんを排除しようとする社会は、障害のない人間にとっても、住み心地のよい社会であるはずがありません。

羊水検査で発見される異常のなかでいちばん多いのはダウン症で、知的発達や運動機能の発達が遅かったり、心臓の異常などを合併することが多かったりするものです。ですから一般的には、育てるのが大変と考えられています。

でも、実際、ダウン症のお子さんを育てているおかあさんのなかには、

「たいへんでないと言えばうそになるでしょうが、この子を授かったことで、社会のいろいろな生活をしているひとのことがわかるようになり、気持ちが豊かになって、障害をもった子どもを通して、たくさんのひとたちとのつながりももてました」

と言われる方や、

「障害のない子どもをもったとしても、母親が育児で孤立していたり、ふつうの子どもがいろいろな事件をおこしていることを聞くと、むしろ障害児をもったので、親どうしがつながることができて、よかったなと思うこともあります」

などとおっしゃる方もいます。

あなたは、どう思いますか?

本当に産みたいひとが、安心して産めるようになるために I

底知れぬ不況のなかで、医療費の自己負担は増え、出費が増える一方。おまけに教育費を惜しめば、子どもが落ちこぼれる心配すらあるという、イヤーなご時世です。これでは、少子化社会になるのもあたり前でしょう。

わたし自身は、子どもの数が少なくなることが悪いとは思わないけれども、世間では、少子化社会を憂《うれ》う声も聞かれるようです。子どもが好きで、子どもといっしょにいるととってもたのしいという女性は、産む体力があって育てられるなら何人産んでもいいけれど、お金がないからやっぱり無理、と言っています。本気になって子どもの数を増やしたいなら、子どもが好きな女性が、何人でも産めるようにするべきなのにね。

子どもが好きじゃない女性にまで、「結婚して子どもを産むのが、女のしあわせ」なんていう「産め産め圧力」をかけるんじゃなくって、本当に産みたい女性が、5人でも6人でも育てられるように援助すればよいのですよ。

ふたり目3人目を産んでいる女性たちは、だいたいみんな、とっても疲れてます。妊娠中に切迫早産《せっぱくそうざん》などになって、安静が必要だと言っても、じっとしてなんかいられない。困ったときに、すぐに、安く利用できる、保育施設やベビーシッター派遣制度などがあったならば、「もうひとり」を産むひとは出てくるはず。

子どもだって、「子どもは好きじゃないけど、女のつとめだから」、「産むものだから」産んだ、などという母親に育てられるよりも、子どもが好きでたまらない母親に育てられたほうが、しあわせだろうにと思います。

こんな簡単なこと、どうしてわからないのだろうかと思うのですが、もしかしたら、実はわかっているけど、日本のオヤジは「ひとなみ」の生活様式からはみ出したものがきらいだからではないでしょうか。つまり、「みんないっしょが、『日本の美徳』」なのですね。

子どもの産み方も、ゼロには非難の目、女のつとめを放棄するなんて許せないと言うのです。ひとりだと「ひとりっ子はかわいそう」コールです。で、2～3人ならOK、4人をこえて四苦八苦してれば「家計が苦しくなるのわかってて、好きで産んだんだからしょうがないでしょ」なんて言われかねません。

「ひとなみ」と言えば、母子家庭でも、夫と死に別れは同情されるけれども、離婚、非婚は、好きでそうやってるんだからと、世間は冷たいです。非婚だって子どもを産む意思のある女性なら、少子化対策に貢献してくれるはずなのに、ダメだと言うんですね。

少子化が問題にされながら、母子家庭への援助が泣きたくなるほど少ないのは、「日本の美徳」の生活様式が崩壊するのを恐れるオヤジたちが、日本社会を支配しているからなのでしょう。

妊娠して男に捨てられた、だけど子どもは産みたいという女性がいます。子どもが好きでも男は嫌い、結婚はしたくないという女性もいます。「子どもが好きな女性」というと、世間は「家庭的」というレッテルを貼りたがるけれども、子どもが好きでも、男との家庭生活が好きだとは限りません。

シングルで産みたいという女性から相談を受けると、気持ちはわかる、応援してあげたいけど、

「厳しいんだよ」と言わざるをえません。生活費を稼いで、子どもを育てるのは、男とふたりでやっても苦しいのです。わたしは、子どもを産んだために優秀な才能を、みすみす埋もれさせてしまった女性たちを何人も見ていることもあって、手放しでは産むことを勧められないのです。

でも逆に、子育てで生活に張り合いができ、仕事の才能も伸ばしていった女性たちもいます。そういう女性は、女友だちや女たちのネットワーク、ご近所のひとたちなどの支援に支えられています。シングルマザーが、大変でなくなるような世の中にしてゆきたいものです。

本当に産みたいひとが、安心して産めるようになるためにⅡ

「女性が子どもを産まないのはワガママだ」とか「子どもの数が少なくなれば、日本社会の危機」とか、出生率低下を問題視するおじさんたちの声、産まない女性や産めない女性たちを圧迫する声。しかし、最近そういう論調も、ややトーンが落ちてきているかな？　と思うことがあります。

女性たちの意識にも、この数年少しずつ変化が見られています。30代で子どもを産んでいなくても、あせらないひとが多くなってきました。「産める機会があったら産んでもいいなと思うけど、いまの生活を続けていて、チャンスがなければそれでもいい」というように、「なるようにしかならない」と考えている女性が多くなってきたように思います。

「産む、産まない」は、からだの主人公である自分が決めるべきこと。国や社会が子を産むことを押しつけたり、産まない女性を批判するのは、女性に対する人権侵害ですから、産まない女性が肩身のせまい思いをしないですむようになってきたのは、望ましい傾向だと思っています。

しかし、出生率が戦後最低になったと言って、エラソーなおじさんたちが「1・57ショック」と大騒ぎして、女たちに「産め産めコール」の大合唱をやったのは、忘れもしないバブルのさなか、1990年のことでした。

あれから10数年、バブルははじけ、抜け道の見い出せない大不況、倒産・リストラによって5%を超えた失業率、こんな状況でさすがのおじさんたちも「子どもを産め」なんて言い出せなくなっているのが、本当のところなのではないかと思うのです(バブルの最盛期の人手不足だったころ、「出生率が低下すれば労働力が減少し、経済が衰退する」なんて言っていたひとたちの顔が見たいです)。

女たちもいま、自分ひとりが生きてゆくのに精一杯です。あのころのように、エリートや一流企業の男をつかまえて結婚すれば、あとは安泰、なんていう意識ではやってゆけません。就職できないからといって結婚しても、夫の仕事がいつなくなってしまうかわからないご時世です。リストラにあわないためには必死で働かねばならないから、子どもを産めなくなってきたとも言えるのではないでしょうか。

もともと日本の社会は、子育てしながら働く女性に冷たいものでした。子産みと仕事の両立が難しい状況のなかで、しかたなく仕事をあきらめた女性も多かったのです。でも、最近は仕事にしがみつかなければ生きていけないから、子産みのほうをあきらめざるをえないという女性が増えているのです。

そのうえ、高齢者介護の問題が、深刻になっています。これまで、働きながら子育てしたいと望んでいる多くの女性たちが「産める環境をつくってほしい」と声を上げてきました。でも、子育て支援よりも、高齢者介護の支援のほうが急務になっている現在、国も自治体も産める環境づくりに予算をまわせないので、「産め」と言えなくなってきたのではないでしょうか。


そして女たちが産むことをためらうもうひとつの原因は、いま、子育てがとても難しくなっているということ。10年くらい前はまだ「子どもは産みさえすれば、ひとりでに育つもの」「どんなに貧しくても親の愛情さえあれば、しあわせに育つもの」という「神話」が無邪気に受け入れられていました。しかし、さすがに世の中がこれだけ複雑になり、子どもが被害者や加害者になる事件が日常的に発生するようになってくると、そういう神話に疑いの目が向けられるようになったのです。

しかも、いったんバブル期を経験した社会は、お金や物なしで、子どもたちに幸福感を与えるノウハウを失ってしまいました。

「どうやって育ててよいか、自信がないので産む気になれない」と言う女性もいます。

「ふつうの子ども」が事件をおこすとなると、「ふつう」を基準に生きてきて、「ふつう」に子育てしてきた女たちは、どうしてよいかわからなくなってしまうのですね。

「いつ戦争がおこるかわからない時代に、子どもを産んではかわいそう」「環境がこんなに悪化しているなかで、自分たちがいくらがんばったって、しあわせな未来を子どもたちに約束できないかもしれない」と言ってためらう女性もいます。

「女のからだから世界が見える」と言いますが、いま、女のからだが見ている世界は、なんと絶望的で悲しいものなのでしょうか。


わたしたちが求めた「からだの自己決定権」とはまったく別の理由で、産まないことが認知されてしまうような現状は、やはりどこかおかしい。

子どもをもったひとだけでなく、産まなかったひとも、産むつもりのないひとも、産みたくても産めなかったひとも、ひとのいのちが受け継がれてゆく未来の地球には、みんな責任があるのです。

ひとのからだは、とても気まぐれなのです。

不妊のこと、いっしょに考えましょうⅠ

子どもがほしいのにできない女性たちに「あかちゃんまだ?」とか「早くお医者さんに行ったほうがいいわよ」などと、無責任なことを言うひとがいて、本当に困ったものです。

人間のからだというものは、排卵日に性交してもかならず妊娠するというわけではなく、何も異常がないのに妊娠しないひともいれば、とても妊娠しそうもない状態なのに、何の治療もせずに妊娠するひともいます。

ところが、何でもマニュアルどおりにゆくものだと思い込んでいるひとは、妊娠しようと思った時期にできないと、「何か異常があるに違いない、手遅れになったら取り返しがつかない」と考えてしまいます。

体外受精のような技術がなかった時代ですと、結婚して1年くらいしかたっていない場合には、何もしなくてもそのうち妊娠することも多いので、排卵があれば「もう少し待ってから来たら」と対応する医師も多かったのです。

でも、いまでは患者さんのほうが、あせって早く検査をと、望むようになってきました。また、以前なら、1コースの検査や治療をやって成功しなければ「治療を中止してなりゆきにまかせてみたら」と言うこともできました。そうなれば、おのずと子どものいない生き方を考えるゆとりもできました。しかし、高度な技術の出現によって、治療はエンドレスになってしまいました。

何年も必死の思いで病院に通い続ければ、希望がかなうこともあるでしょうが、だめなことも多いのです。医療の情報には「ここまでできるようになった」というものばかりが多く、「これはできない」という情報は少ないので、治療を受ければ早く子どもが授かる、受診しないと手遅れになる、と思っているひとが多いようですが、不妊治療の成功率は、それほど高いものではありません。

先端技術のおかげで子どもができたという例ばかり大きく報道されますが、その数倍もの女性たちが、なまじ治療に期待をもったばかりに、通院・入院に無駄な歳月をついやし、からだとこころを傷つけられています。

ひとくちに不妊といっても、①妊娠しない原因が断定できる場合、②まったくわからない場合、③原因らしいものが推定できるが決め手とは言いきれない場合、とありますが、いちばん多いのは③のケースでしょう。②③の場合はがんなどのような病気と違って、早期発見が確かな治療に結びつくわけではありません。

治療できない状態も少なくないかわりに、通院がいやになって治療を放棄してから、いつのまにか自然妊娠したという場合もよくあります。

治療のストレスで、卵巣ホルモンのバランスが崩れ、よけい妊娠しにくい状態になってしまったり、子づくりのための事務的なセックスを続けるうちに、ふたりの間がうまくいかなくなってしまったり、生活すべてが通院優先で、仕事や趣味全部をあきらめねばならなくなったり。「治療」に追い立てられたために、生活や夫婦関係に大きな問題をかかえるひとたちが増えています。

排卵がなかったり、性感染症のために妊娠できないような場合には、不妊という以前に本人のからだのためにこれを治療する必要がありますが、原因がわからない場合や、夫の精子に異常がある場合などは、どこまでの治療なら、あるいは何年間くらいなら受けるつもりなのか、治療のベルトコンベアに乗る前にきちんと考えて、自分で受ける限界を選択する必要があります。より高度な技術があるのに、それを受けないでいるのは難しいと思うひともいるでしょう。でも、これはあなたのからだと人生にかかわることなのです。

子どもを産まない女性は一人前じゃないというのですか？　子どもをあきらめてから夫婦で、あるいはたくさんの友だちに囲まれて、美しく生きているひとたちもたくさんいます。

1回限りの人生なのですから、自分で選んでほしいなと思います。

不妊のからだでもかわいがってほしいのです。

不妊のこと、いっしょに考えましょうⅡ

「女の先生だったら、わたしの気持ちをわかってもらえると思って……」と患者さんから言われると、困ったなと思います。ひとはひとりひとり、生き方も、価値観も、考え方も、みんな違うのですから、「女だからわかってくれるはず」と期待されると困るのです。

「自分の子どもがほしい」という不妊の女性たちの切実な気持ちも、やっぱりわたしには、本当のところは理解できないのです。

「女」と言ったって、ひとはそれぞれみんな違う……。産婦人科の仕事を通して、たくさんの女性に出会ってきた実感です。

子どものいないひとが子宮の病気になってしまって、手術するかどうか、と尋ねなければならないときがあります。

そんなとき、「これまで子どもができなかったし、この先もどうせできないと思う。元気になりたいから子宮をとってほしい」と決めてくる女性もいれば、「死んでもいいから、子どもを産みたい。いのちをちぢめても、子宮をとるのはいや」と泣く女性もいます。

同じような状況に立たされても、ひとりひとり対応が違います。そして、その違いがどこからきているのか、わたしにはわかりません。きっとそのひとの生い立ち、教育、人生観、家族関係、夫との関係など、そういったものと深く関わっているのでしょう。

言えることは、産みたいひとがいて、産みたくないひとがいて、子どもができないことをあきらめられないひとがいて、あきらめられるひとがいて、それぞれが、そのひとの感性だということです。だから、「女は」とひとくくりにして、「子どもをほしがるのがふつう」「女だからわかってくれるはず」、と言われてしまうのは、乱暴すぎるなと思います。

からだのことで「わたしは、こうでありたかったのにできない」という悩みをもつひとは、不妊のひと以外にもいます。

背が低い、太っている、色が黒い、顔にあざがあるなど、それでいじめを受けて悩んでいるひともいます。ひとづき合いが下手など、自分の性格が変えられないで悩んでいるひともいます。「背が低いくらい、どうってことないじゃない」と言うひともいますが、本人にとっては、人格を変えてしまうほどつらいことだったりする場合もあります。

ですから、からだのことで悩んでいるひとが医療を求めるのと同じように、子どものほしいひとが、不妊治療を求めるのは当然のことでしょう（代理母やもらい卵のように、他人のからだを傷つける技術は疑問ですが）。

ただ、ここで、やっぱり言いたいのは、どんなに気に入らないところがある自分のからだでも、大切にかわいがってほしいということです。

不妊の自分にコンプレックスをもっている限り、治療が成功して待望のあかちゃんがもてても、自分を許せない気持ちまでは解消できないかもしれません。

なぜかと言うと、不妊治療で子どもができたことを隠したい、不妊治療を受けなければ妊娠できなかった、ということが、こころの負い目になっているというひとが、少なくないからです。

女性が、このようなこころの負い目を感じる場面は、不妊だけではありません。

ひとりしか産めなかった、流産ばかりする、女の子しか産めなかった、高齢で産めば「40の恥かきっ子」、たくさん産みすぎれば「イヌやネコじゃあるまいし」とあざけられることがあります。いつまでも、つわりがひどい、帝王切開になってしまった、異常分娩だった、子どもの体重が少なかった、あかちゃんに黄疸《おうだん》がでた……そんなことで、自分は「まともではなかった」と、落ち込むひとがいます。

昔から、女性の子産みの能力は、偏差値のように推し量られてきた歴史があります。望まれた子ども（昔は跡継ぎとなる男の子でした）を安産で産むことが立派な嫁、と言われてきた古い意識が、そのまま近代の競争原理と直結しています。

治療も自分の努力も、やって成功するひとと、しないひとがいます。それは、ひとりひとりのからだが、みんな違うからです。「不妊治療を受けてでも、納得して人生を生きることがいちばん大切だと思うから」という当事者の声に、とってもほっとさせられました。

大切なのは、違いを認めて自分で選ぶことではないでしょうか。

生殖技術が女のからだにもたらすもの。

不妊のこと、いっしょに考えましょうⅢ

子どもがほしいのに、子どもができない。こういったカップルの悩みを医療の力で解消しようとするものが、不妊治療です。

でも、子どもができないということは、本人の健康をそこなうことではありませんから、「治療」といっても、不妊治療は、病気の治療とはちょっと意味が違います。不妊のカップルに子どもを授ける手段は、「治療」というより「技術」と呼んだほうが適切だとして、「生殖技術」と言い換えられることがあります。

ですからこういった技術は、自分のからだにとどまらず、他人のからだの利用へと発展します。そしてそのなかで、第三者の卵子やからだ（子宮）を利用して、子どもをもとうとする技術（もらい卵や代理母）についての論争があります。

妊娠に必要なのは、女性の卵子と、男性の精子と、女性のからだの3つです。卵子と精子は、女性の卵管のなかで合体して受精卵となり、子宮にたどりついて発育します。

妊娠に必要な要素のうち、精子は、精液といっしょに簡単にからだの外に出すことができます。ですから、精子を扱う技術は、医療技術がいまほど発達していない時代、古くから行われていました。

男性が自分で採取した精液を、細いチューブで直接、子宮に送り込んで受精を助けてやる技術を「人工授精」といい、精子の数が少ないときなどや、原因のわからない不妊の場合に行われています。

しかし、夫の精子がまったくない場合には、夫の精液を注入しても妊娠はできません。ですから、他人または夫の父親や兄弟の精液を子宮に注入して、妊娠させる技術が使われます（非配偶者間人工授精）。生まれてくる子どもは遺伝子的には、夫の子ではないのですが、夫婦の子として育てられます。

さて、問題になるのは、他人の卵子を使う技術の是非です。

他人の精子を使う「非配偶者間人工授精」についても、問題がないわけではありませんが、ここでは技術の対象とされる精子と卵子の違いについて考えてみたいのです。

精子は、簡単にからだからとり出せます。でも、卵子はどうでしょう？　卵子は精子と違って、自然の状態ではおなかの外に出ることはありません。卵子を取り出すには、おなかのなかの卵巣に向かって針を刺すか、おなかに腹腔鏡という管を差し込むなどして、とり出すのです。

受精できる卵子を取り出すのは、排卵日の直前でなければならないのですが、1か月に1個、いつおこるかわからない自然の排卵を待っているのでは、効率が悪くて、なかなか妊娠に成功しません。そこで現在では、薬で排卵の時期を調節し、しかも1回に数個の卵子を取るために排卵誘発剤を使います。

こうして、からだの外に取り出した卵子に精子を受精させて受精卵をつくり、それを子宮に入れてやる技術が「体外受精」です。「体外受精」は、卵管がふさがっていて妊娠できないひとや、原因不明の不妊などに用いられます。

でも、卵子をからだの外に取り出す技術は、精子を取り出すのと違って、女性のからだに大きな負担がかかります。過剰に排卵をおこす薬を使うために、ときには、からだに障害がおこることもあります。

これでも、他人の卵子を使う技術も、他人の精子を使う技術も同じことだと言えるのでしょうか？

少なくとも精子は、男性のからだをまったく傷つけずに、からだの外に出すことができます。しかし、卵子を女性のからだから取り出す場合には、女性のからだに多かれ少なかれ、なんらかの負担を与えるものなのです。卵をもらうひとは、卵を提供する女性のからだに、そういったリスクを負わせることになるのです。

みなさんといっしょに考えたいのは、生命倫理などという抽象的なことではなくて、女性のからだのことです。生殖技術を用いて生まれてきた子どもの問題についての論議はさかんですが、技術が女性のからだやこころに何をもたらすかについて取り上げられることは、まだまだ少ないように思うのです。

読者のなかにも不妊の悩みをもっていらっしゃる方がいるでしょうね。「不妊」について書くと、わたしの趣旨を理解していただけなかった方から、クリニックに、不妊治療を受けたい、という問い合わせをいただくことがあります。でも、わたしのクリニックでは体外受精のような不妊治療はやっていません。設備や時間的に不可能ということもありますが、成功率の低い治療に患者さんを追いたてるのは気がすすまないのです。

女のからだは「子ども製造器」ではありません。

不妊のこと、いっしょに考えましょうⅣ

生殖技術の「進歩」は、とどまるところを知りません。

女と男の生殖細胞が合体して新しい生命が誕生するのでなく、ひとりのひとの細胞だけから複製人間がつくられる「クローニング」。受精卵をほかの女性に移植して出産させる「代理出産」。ほかの女性の卵を使って作成した受精卵を移植しての妊娠・出産（先ごろ、この「もらい卵」による60歳の女性の出産が報じられました）など……。いずれも自然界ではおこらないような生殖形態です。

20数年前に体外受精が登場したとき、やがてこのような問題の多い技術が可能になるであろうことは、予測されていたことでした。体外受精は当初、「卵管がふさがっていて妊娠できない女性」にとって、卵管を使わずに妊娠できる方法、「不妊女性への福音」として登場したものです。

しかし当時の予想どおり、体外受精の適用は「卵管性の不妊」だけでなく、「原因不明の不妊」「精子の異常による不妊」など幅広く拡大されてゆきます。さらに、卵子を女性のからだから取り出すことが可能になったため、卵子や受精卵にさまざまな技術を加えることができるようになったのです。「どこまでは許されて、どこまでが許されないのか」と議論している間にも、研究者たちの興味は、とどまることを知りません。人類の幸福とか倫理とか社会秩序などというものは、それぞれに価値観の違うことですから、法整備の必要性が議論されても、なかなか進みません。

その間にも、生殖技術による社会的な問題は、生まれた子どもを巻き込んで、たくさんおこっています。

代理出産では、生まれた子どもが希望と違っていたので、依頼者夫婦が引き取りを拒否した事件があります。たとえば、子どもが障害をもっていたという例。妊娠中に双子とわかり、双子ならいらないから中絶するよう指示したのに産んでしまったことが契約違反にあたると、子どもの引き取りを拒否した例。

逆に代理出産をした代理母が、産んでみたら子どもがかわいくなって、子どもを手放せなくなってしまった例、子どもを依頼者に引き渡した後の喪失感から、こころを病んだ例もあります。

でも、子どもは「製品」なのでしょうか？

女のからだは「子ども製造器」なのでしょうか？

「代理出産は、血のつながったわが子を抱きたいという女性の切実な気持ちに応えたもの」、「子どものいるひとには、いないひとの気持ちなどわからないのだから、とやかく言うべきではない」と言われれば、生殖技術を批判することにためらいがちになります。

しかし生殖技術の拡大は、子をもてない女性をますます追いつめてゆく結果になっています。

なぜ、それまでして血のつながった子でなければならないの？


女性が出産でいのちを落とすことが珍しくなかった時代には、母を失った子どもが祖父母、きょうだい、叔父叔母、養父母などの手で育てられるというケースは、いまよりもずっと多かったのです。むしろそういった時代のほうが、他人の子どもを育てることに、個人も社会も、抵抗がなかったのでしょう。

子のない夫婦が拾った子どもを大切に育てる話は、「桃太郎」や「かぐや姫」など、昔話にもよく登場します。血縁を重んじたのは、家名や財産をもった上流社会や旧家のひとたちだけ、一般庶民には縁が遠いものでした。むしろ現代のほうが、血縁信仰が庶民にまで蔓延《まんえん》した、産めない女性たちにとってつらい時代ともいえるでしょう。

また、生殖技術というのは、次のいのちを産むこと、個人で完結することではありません。どんなに自分のからだを傷つけようとも、自分のからだだけのことなら、他人がとやかく言うものではないでしょう。でも、生まれてくる子どもには、社会全体が責任を負うべきです。

たとえば子どもの虐待でも、虐待を未然に防止するために、福祉、教育、医療などの現場で対策を講ずる必要性が提唱されています。それは、子どもの成育には、社会全体が責任をもつという前提があるからです。それと同じように、生殖技術によって生まれてくる子どもたちの人権も、「夫婦だけの問題」とせずに、社会全体で真剣に考えねばなりません。

代理出産で生まれてくる子は、商品化されたもの。代理母は報酬《ほうしゅう》目当てでなく「善意のボランティア」と言われますが、実際には多額の手数料や仲介料などが介在し、依頼者もそれだけのお金を払うのです。子どもをこういった「商品」として扱うことが許されるのかどうか、考える必要があります。

からだのこと、もっと話そう 4

女性のからだとエコロジーの話。

いま、地球の環境のことが大きな問題になっています。大気や水や土壌の汚染、食糧やエネルギーの不足、ごみ問題、特に放射性物質や有害物質の廃棄物など。これらを解決するために、いろいろな分野のひとたちが、いろいろな検討や提案をしていますが、なかなかよい解決方法が見つかっていません。

そのなかで、環境問題を解決するためには、地球の人口を減らす必要があると主張するひとたちもいます。たしかに、地球の資源には、限りがありますし、食糧をつくり出せる場所も限られています。人口が減りさえすれば環境問題が解決するというわけではありませんが、人間がほかの生きものと共存してゆくためにも、人間という種だけがあまりに増えすぎることは、望ましいことではないでしょう。

人類の数、つまり人口は、つい最近までは自然の生態系のなかでバランスがとれていました。人口は、生まれる子どもの数と、死ぬひとの数で決まります。医学の発達していなかった時代では、たくさん生まれても、育たないで死んでしまう子どもがたくさんいました。伝染病が流行すれば大勢のひとが亡くなり、ひとつの町が消えてしまうような人口減少がありました。このような現象を、人口学では「多産多死」と呼んでいます。昔は、多産多死で人口のバランスがとれていたのです。

いまでは、さまざまな病気の治療法・予防法が開発されたために、人間は長生きできるようになりました。だから近代になって、急速に人口が増えてきたのです。こうなるとわたしたちは、早死にしたいとは思いませんから、地球の人口を減らすためには、生まれてくる子どもの数を減らす、つまり少産少死を目指すしかありません。

子どもは女性のからだから生まれますから、人口問題の解決は、女性のからだを通して行われることになります。子どもの数を減らすには避妊が必要です。人口増加がいちじるしいのは、アジア、アフリカなどの開発途上国なので、国連ではこれらの国の女性に避妊や不妊手術をさせるような、人口抑制政策を行ってきました。そこでは、本人のからだや意思を無視したかたちで、強制・半強制的な避妊薬の投与や不妊手術が行われています。

避妊の実行には、避妊の手段だけではなくて、からだについての知識の普及と男性の協力が必要です。生まれた子どもが死なずに育つ環境や、子どもたちの労働に依存しなくても家計が成り立つだけの経済力も必要なのに、これらについての対策は進んでいません。そのため開発途上国では、自分のからだに合わない避妊薬（先進工業国では使われていないようなもの）や乱暴な不妊手術などで、多くの女性たちが健康障害をおこしています。

一方、日本はこれら国連の人口政策にたくさんの援助金を出していますが、自分の国ではこれに逆行して、出生増加政策をとっています。日本では子どもの数が少なくなっているというのが、その理由です。そのために、子どもを産まない、産めない女性たちは、肩身のせまい思いをさせられています。

しかし、地球の資源をたくさん使うのは、日本など先進工業国の人間です。日本人が使うエネルギーは、インド人の15倍、ラオス人の47倍（１９９４年）と言われています。

わたしたち先進工業国の人間は、ごみもたくさん出します。食糧もたくさん消費します。ですから、地球環境の悪化の責任を、開発途上国の人口増加に押しつけるのは間違いです。むしろ日本人が増えることのほうが、地球の環境にとっては危険なこと、人口問題は単に人類の数の問題だけではないのです。

女性のからだや生活を無視した人口政策には、このように多くの矛盾があるので、開発途上国の女性たちからは、「豊かな国のエゴ」として多くの批判を浴びています。

「人類の未来を考えて、自分は子どもを産まない」という主張をもっているひともいますが、たいていのひとは、子どもを産む、産まないを考えるときに、そんなことまでは考えないでしょう。

しかし、わたしたち女のからだが子どもを産み出す行為は、実は人類の未来の問題にまでつながっているということも、ときには考えてほしいな、と思います。

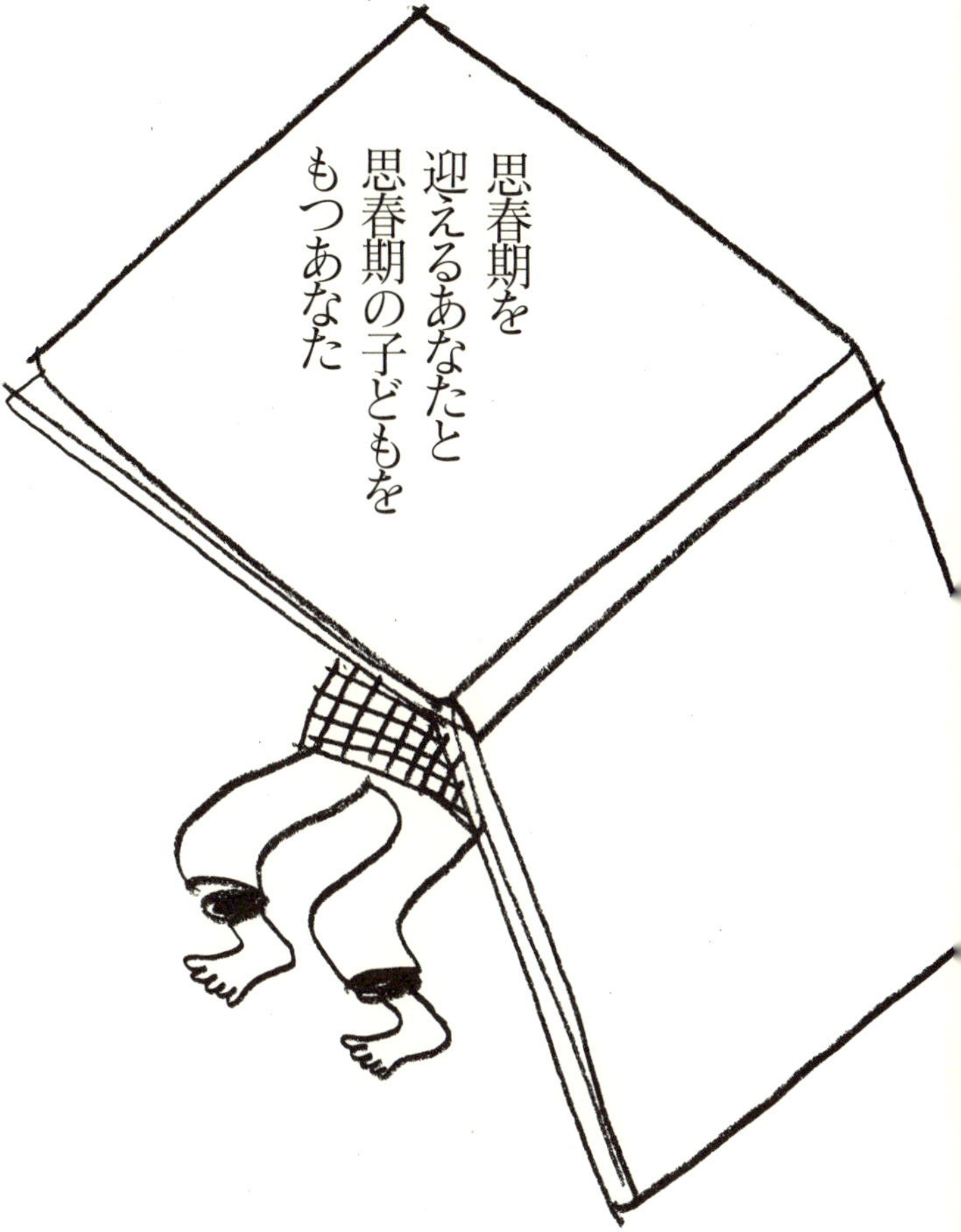
思春期を
迎えるあなたと
思春期の子どもを
もつあなた

思春期の子どもたちは、からだの変化にとまどっているのです。

子どもが大人になるとき、それはある日突然「ヘンシーン」と大人になるわけではありません。子どもから大人に移り変わるグレーゾーンのような思春期を通ります。

大人のからだになるとは、ひと言でいえば生殖機能を身につけるということ。女の子に月経がはじまり、男の子に精通がはじまるということです。

体型も、性別のない子ども体型から、筋肉や骨や脂肪組織が女性ホルモンや男性ホルモンの影響を受けて、柔らかな女性体型や、がっちりした男性体型へと変化をとげます。体力も知力も、大人のそれが備わってきます。思春期は生まれて初めて、「からだ」を強烈に感じる時期かもしれません。

しかし、「からだが大人になる」、「こころが大人になる」、「社会的・経済的に大人になる（大人としての行動ができる）」、「社会的にも法的にも周囲から大人と認められる」、という時期は一致しません。

平均寿命が短く人生50年と言われた時代、戦争や疫病で若いいのちが奪われることが日常だった時代にあっては、ひとは生き急ぐ必要がありました。一刻も早く大人になって、生活の糧《かて》を稼ぎ、自分の人生を生き、子孫を残すことを考えねばなりませんでした。

一方、人生80年という現代は、中・高齢者が現役として活躍している社会、若者たちに「あわてて大人になることはない」といった気持ちにさせてしまいます。成人式でまわりのひんしゅくを買うような騒ぎをおこした新成人も、そんな社会構造の産物といえるでしょう。

昔の成人式にあたる元服《げんぷく》は、16歳くらいでしたから、からだが大人になるころには社会的にも大人と認められ、大人としての義務も責任も発生しました。甘えは許されないかわりに、一人前の大人として活躍する場がありました。子どもを産んでも、「早すぎる」とは言われませんでした。

しかし、現在の法律が大人と認める年齢は、およそ20歳。選挙権がある、お酒や煙草が許される、クレジットカードがつくれるなど……。しかし、働いてもいい、結婚してもいい、バイクの免許がとれる、などはもっと早いし、被選挙権はもっと遅いというように、その時代の都合によって子どもと大人の境界線は変わります。

ここ数年、10代の犯罪や売春が問題になっていて、「なぜ、ひとを殺してはいけないの?」「なぜ、からだを売ってはいけないの?」というティーンの問いに大人がとまどっています。でもほんの60年前、戦時中の日本では、国家が10代の若者たちに銃をとらせ、ひとを殺すようにと教えていました。そして、娘がからだを売って貧しい親を助けるというのは美談だったのです。

からだが大人になれば、社会的には子どもであっても、小学生だって子どもが産めるし、男の子は女性を妊娠させることができます。しかし子育ては社会的なものだから、母親役割、父親役割が果たせるわけではありません。思春期の子どもたちには、このギャップについて、きちんと整理してあげる必要があります。

つまり、性的な興味を抱いたり、性行動に目覚めるのは、からだが大人になった証拠で、いけないことではない。しかし、からだが大人になっても、社会的な成熟が追いついていないときには、それを自分でコントロールする必要があるということです。「愛があれば」とか「結婚するまで」とか「まだ早すぎる」という曖昧《あいまい》なことばでごまかすべきではありません。性教育は初経を「大人のからだになる」と教えますが、現代の小・中学生に、自分を「大人だ」と自覚させるには、かなり無理があるでしょう。まして、「月経はおかあさんになるためのできごと」なんて言われたら、なおさら混乱するばかりです。

思春期はただでさえも、自分の意思でどうにもならないからだの変化にいらいらしたり、むかついたり、気分がよくない時期なのに、からだと社会的状況がこういったアンバランスな状態におかれているので、よけいにとまどうのです。自分の意思とは無関係にやってくるからだの激変という意味では、更年期と共通するものがあるのです。

「子どもたちがわからない」という声が多いようですが、自分と子どものからだの共通点を見つけたら、案外子どもたちを理解できるかもしれませんよ。親子でからだの声をしっかり聞いて、自分のからだを好きになれるように話し合ってみてはいかがでしょう。

からだの声が、まるごと受け入れられるような環境が必要です。

クリニックを訪れる思春期の女性たちの訴えを聞いていると、こころとからだが、とっても疲れているように思えます。「いつも疲れてるみたい」「肩こりがひどい」「冷え性で、夏でも足先が冷たい」「めまいがする」「落ち込んで何もやる気がおこらない」。

生活や仕事に疲れた中・高齢者の訴えと同じなのです。近所の鍼灸《しんきゅう》師さんが置いていった鍼灸院のパンフレット（「更年期の方にお勧め」と持ってこられたものなのですが）を見て、「こういうのやってみたらいいかもしれないと思う」と真剣に考えていた女の子もいました。

彼女たちが婦人科に来るのは月経不順や無月経になったり、出血が止まらなかったり、慢性的な腹痛があったりするからなのですが、話を聞いてみると月経のことだけではなくて、からだ全体に不調があるのです。大胆なファッションにはおよそ似つかわしくない、痛々しい訴えなのです。「からだがなんかヘン」、「なんか心配」と、からだの漠然《ばくぜん》とした不安を感じているのです。大病院に勤務していたときには出会うことのなかった若い女性たちの話を聞いてゆくうちに、彼女たちをとり巻く状況について、いろいろと考えさせられています。

そのなかで学校の問題も大きいかもしれません。担任が「根性論」をふりかざす体育教師だった場合などは、彼女たちに言わせると「サイテー」なのです。おなかが痛いと言っても、子どもの言うことだと信用してくれない。体調が悪くても、月経中でも、マラソンや水泳の授業を休ませてもらえない。慢性的な腹痛で来院した高校生は、「友だちなんか無理やりマラソンやらされて、その後ひどくなっちゃって入院したんだよ。その子見てて、あたしもこわくなった……」と。授業で何かの発表をしなければならないときなど、それがプレッシャーになって体調を崩すという子もいます。

また、親子の関係もあるでしょう。月経がこないことを心配して、母親に連れてこられた女の子は、「おかあさん、うるさい」「学校もうるさい」「疲れる」「でも、生理がないのは心配」など。

なかには、びっくりするほどきちんとしている（しすぎている？）子もいます。「わたしがこんな状態で、おかあさんがとっても心配しているんですけど、わたしもおかあさんに心配かけてはいけないと思って、なんとかしなければと思って、筋力トレーニングをしたり、……をしたり、……をしたり、がんばっているのですけれども、受験勉強も忙しくって、成績が出るたびにびくびくしてしまって、あともう少しだからがんばらねばと思いますが」と、びっくりするほど礼儀正しいのです。それでは疲れるだろうな、と思います。

母親も娘も「きちんとしていなければいけない」という感覚にとらわれすぎているのです。だから、月経も「きちんとこなければいけない」「こないものはお医者さんに行って治してもらわなければいけない」。これでは、月経を「からだの声」として聞くことができません。

以前から、思春期はこころのバランスを崩しやすいと言われていました。なんらかの心理的な原因で食事がとれなくなり、極端にやせてしまう「拒食症」は、思春期に発病することが多いので、「思春期やせ症」と言われていました。

しかしかつては、思春期を過ぎれば心身のバランスが整ってくるので、自然に治るものと言われていたこの状態も、最近では思春期を過ぎ、20代、30代になっても改善しないケースが多くなっています。そして拒食とは逆に、食事を食べることがやめられなくなって、異常な肥満になってしまう「過食症」もみられるようになってきました。これは社会構造がひとのからだにストレスフルなものになってきているためかもしれません。

思春期、子どもだった少女が初めての月経を迎えるころは、からだの移行期。卵巣ホルモンの分泌状態は不規則で、からだは不安定なのです。でも、性教育などでは思春期を、大人のからだになり、母性機能を身につける「すばらしい時期」と教えることが多いようです。しかし、そのからだの変化を「すばらしい」という形容詞でくくってしまうと、彼女たちの心身の不調は理解できません。むしろ、傷つき疲れた少女たちが診察室で訴える不定愁訴《ふていしゅうそ》は、からだがホルモンの変化に揺さぶりをかけられているという点で、更年期の女性のそれと似ているのです。

子どもでも大人でもないバランスの乱れたからだをもてあますような、嵐のようにつらい時期を通過しているところなのですから、月経をからだのリズムとしてとらえた健康教育と、からだの声をまるごと受けとめてくれるような環境が必要なのです。

少女たちの過剰なまでの「清潔志向」は、からだの炎症をひきおこしてしまいます。

女の子が月経を迎えると、からだにはいろいろな変化が訪れます。

たとえば、子ども時代にはなかったにおいのあるおりものが出るようになったり、性器が大きくなって色が濃くなってきたり。

でも、いまの性教育や性情報は、こういったからだの変化や性器のケアに必要な知識を教えてくれません。そのために、大人のからだになれば当たり前の現象を、病気になったのではないかと勘違いして悩んだり、間違ったケアで、膣炎や外性器の皮膚炎などをおこしている子がいます。特に最近、過剰なまでの「清潔志向」が逆に、性器の皮膚や粘膜を痛めているというケースが目立ちます。

膣のおりものには抗菌作用があるのですが、この大切な役割を知らないために、おりもののネバネバやにおいをいやがって、洗い流すひとがいます。手を洗ったり、うがいをする習慣がエスカレートすると、人間本来がもっている体液やそのにおいまでを「汚いもの」と思いこむようになり、とり除かずにはおられないという心理状態に追い込まれるのでしょう。「清潔志向」の行き過ぎともいえます。

人工的につくられたにおいや、体温も体臭もない電子機器とばかりおつき合いしていると、自分のもつ「人間くささ（ほ乳動物にとっては繁殖期に異性を引きつける役割をするのですが）」に拒絶反応を示すようになってしまうためでもありましょう。いじめのいいがかりに「くさい」ということばが使われるようになったこととも、関係あるのかもしれません。

また性器に色素沈着がおこって黒褐色《こっかっしょく》になるのも、大人のからだになればふつうの状態なのですが、これも「黒すぎる、おかしい」と思いこんで、皮膚がすりむけるまでこすってしまう女の子もいます。皮膚科領域でも「洗いすぎによる皮膚炎」が問題になっていますが、性器にも、洗いすぎによる膣炎やかゆみがおこります。

58ページでもとりあげましたが、健康な膣のおりものには、デーデルライン桿菌《かんきん》（乳酸桿菌）という善玉菌がたくさんいます。この菌は卵巣ホルモンであるエストロゲンの作用を受けて、膣のなかで糖を分解して乳酸をつくり、おりものを酸性にしているのです。酸は、ばい菌の繁殖を防ぐので、外性器はおりもので湿っているほうが清潔なのです。

ビデで膣のなかまで洗い流したり、ライナーでおりものを吸いとってしまったりして、正常なおりものがなくなると、かえって雑菌が繁殖しやすい状態になり、膣炎をおこしてしまいます。

最近は、化学物質によるアレルギーが問題になっていますが、どうやら性器にも、ナプキンやおりものライナー、石けん、ボディーシャンプーやローション、市販の塗り薬などの過敏症ではないかと考えられる炎症やかゆみが増えています。実際これらの使用をやめて、洗うときはお湯だけで外側を流すよう指導するだけで、改善するケースもたくさんあるのです。

ただ月経時だけは、何もつけないわけにはゆきません。月経を迎えたばかりの小学生の娘が「かゆくて眠れない」と泣きやまず、親がほとほと困り果てた、というケースもありました。でも、高吸収性の材質のナプキンほど「かぶれる」、ノーブランドのゴワゴワした厚ぼったいタイプのほうがむしろよいという声が多いようです。

それにしてもこういうことは、お医者さんに行っても、かゆみ止めをもらうくらいで相手にされなかったというひとも多いのではないでしょうか。

子どもがかゆみを訴えても、どこにかかればよいかわからないというおかあさんも多く、これは婦人科の教科書や医学雑誌に載っていないこと、つまり以前なら「生活の知恵」でやってきたことだからです。そこで「生活の知恵」がなくなったいまのひとたちが頼るのは、薬や生理用品や「清潔グッズ」に関するCMなどの商品情報ですが、これもなかには、からだにとってかならずしもやさしくない商品もあるのです。

先日「布ナプキン」を販売している方からお便りをいただきました。使い捨てではなく、洗って何度も使用する「布ナプキン」は面倒と思うひともいるかもしれませんが、かゆみがなくなったり、月経の痛みが軽くなったり、月経時を快適に過ごせるという声がずいぶん届いているそうです。からだを感じているひと、環境やからだにやさしい生活、使い捨て文化を見直すような工夫をしているひとたちのなかから、こういった知恵が出てくるものなのですね。

「布ナプキン」について、詳しく知りたい方、購入したい方は、長野県の阿部恵子さんが開いているホームページ「てくてくねっと」(http://www.tekuteku.net/)をご覧ください。

娘の成長によって、母親自身の女としてのアイデンティティーが問われるのです。

思春期の娘と母親との関係には、複雑なものがあります。

子どもが女に変貌《へんぼう》してゆく思春期、女の性を獲得してゆく娘と向き合うということは、母親が自分の、女としてのアイデンティティーを問われることにもなります。自身の女としての性をどのように受け止めているのか。

いやいやながら夫の求めるセックスに応じていたり、避妊に非協力な夫に何度も妊娠させられて中絶をくり返している母親だったら、女という性そのものに否定的な感情をもっていることでしょう。こういった状況にある母親は、できることなら娘がいつまでも子どもであってほしいと願っています。

一方、夫あるいはパートナーと性的な関係も含めてよい関係にある母親だったら、女という性を肯定的に受け止めていることでしょう。思春期の娘にドキドキ、ハラハラというのは同じでも、女になってゆく娘の成長を、よろこびをもって見守れます。

思春期の娘は敏感です。両親の関係が豊かなものかそうでないか、親が思っている以上によく察知しています。ですから、「家庭での性教育が大切」などと言っても、意に添わない夫との性的関係にいやいや応じているような母親が説く性教育など、娘は信用しません。援助交際の非を説いても、娘に通じるはずがありません。

性の基本は「性的自立」です。性的自立というと、とかく「してもよい」という側面だけが語られがちですが、自立というのは、したくないときにはしないという選択をも含んでいるのです。つまりセックスは、男性に「させてあげる」とか「してもらう」という行為ではない、ふたりで共に気持ちよくなる行為です。自分がしたくないときや、気持ちよくないときには「ノー」と言えることが性的自立です。ですから子どもたちに性を語ろうとするならば、まず自分が夫やパートナーと対等な関係を築いているのか、婚姻関係や恋人関係によって、望まないセックスを強要されていないだろうか、と問いかけてみることが基本です。

母と娘との関係がもっとも問われるのが、娘が予期せぬ妊娠をしてしまったときでしょう。

母と娘の間で性について語れる関係があれば、避妊の必要性も自然の流れで教えることができます。しかし、大多数の性教育や、巷《ちまた》の性情報は、「セックスすれば妊娠する」という事実を、子どもたちにきちんと伝えていません。

ですから、セックスをするときに「妊娠するかもしれない」「妊娠したらどうしよう」ということは、女の子たちの意識にほとんどのぼりません。妊娠にとまどう女の子たちはたいてい「妊娠なんてすると思ってなかった」「カレがだいじょうぶだと言ってた」と言うのです。

しかし、そこで親に相談するという子はごく少数。母親と、性や避妊について話し合ったことがある子なら、話すことができるでしょうが、娘が恋人をもつことや性体験をもつことを嫌悪していたり、「いけないこと」と決めつけている親には、産むつもりでも、中絶するつもりでも、妊娠の事実を隠そうとします。

そんな関係のなかでは、娘の妊娠に気づいても、親子の間で会話ができません。それで親は、一方的に大人の考えで事を運ぼうとします。ともかく早く秘密裏に中絶させようとするか、相手の男の子に責任を迫って結婚させようとするか……。産むか産まないか、選択肢はふたつしかないのですが、娘と向き合おうとせず、大人だけで話を進めてしまうというのが問題です。

そうなると娘のほうも、自分でなにも考えようとせず親の言うままになってしまうか、徹底的に親に逆らうか、どちらかになってしまいます。

前者のような場合、表面的には問題が解決したかのように見えますが、本人にとっては、自分のからだのできごとを親の意思で決められているわけですから、自分のからだを感じることができなくなり、自立した性的関係をもつことができなくなって、その結果、何度も予期せぬ妊娠をくり返すということになります。

後者の場合、半狂乱になって中絶を迫る親に対して、頑《がん》として中絶に応じないというパターンが多く、まだ現実の子育ての厳しさを理解できない年代ですから、「ふたりで育てよう」という男のことばを信用して、甘い夢を抱いてしまうのかもしれません。しかし、ときには「絶対産んでやる」ということばのなかに、親や学校や周囲に対する当てつけ、親を困らせようという親への復讐の気持ちが読みとれることもあります。

ですから、娘に女のリズムが訪れるようになったら、いつまでも子ども扱いしないで、女と女として向き合うようになれることが大切ではないかと思うのです。

母親には母親の、娘には娘の、それぞれの人生やしあわせがあります。

自分の娘にひととして成長するよりも、「女としての標準的な」人生を求める母親がいます。百人のひとがいれば、百通りの人生があっていいはずなのに、なぜ、女は結婚して子どもを産むのがしあわせで、結婚しないと、子どもがいないと、「不幸」と決めつけられてしまうのだろうかと、疑問に思います。

ひとの人生には基準などないのに、母はなぜ娘に、「女である」という理由だけで、結婚・子づくりが「あたり前のしあわせ」と教えるのでしょうか。

結婚して娘たちを育ててきた自分の人生に満足しているので、娘にもそうあってほしいと願う親もいます。逆に、自分の結婚生活をしあわせと思えない……夫とこころの通い合いもなく、生き甲斐も見い出せない……それでせめて娘にはバラ色の結婚生活を送らせ、自分のかなわなかった夢を実現させたいと願う親もいます。

でも、親である自分の結婚生活や人生がどうあれ、娘には娘の、親とは違った人生があるはずなのに、と思います。

そういえばマスコミでも、ある大物の女性政治家を取り上げて、彼女が非婚であることを理由に、「彼女は政治家としてはたいへん立派な方だが、女性としては不幸な方だ」と評していたものがありました。わたしたちのまわりには、こういった記述がところかまわずあふれていますから、結婚・子づくりしない女性は、しあわせでないと誤解されてしまうのですね。

「いいかげんにしてほしい」と思います。

「子どもができないからだになったら困るから」と、10代の月経不順の娘さんを連れてくる母親がいます。こんなとき本当なら、娘さんの健康状態や生活環境を気づかってあげなければならないのに、まず「子どもができなくなったら困る」と心配するのは、なにかおかしい……。

親の期待に逆らえなくて、しかたなく結婚して、結婚してしまえばうまくゆくものと親から言われていたけれども、「夫とうまくゆかない、セックスするのが苦痛」と訴える女性もいます。

結婚前に「子どもができるからだかどうか調べてくるようにと、親から言われた」と言って来院する方もいます。

でも、子どもができるかできないかなんて、調べてもわかりません。やってみなければわからないのです。健康上なんの問題がなくても、子どもができないことはあります。男性側に原因がある場合もありますし、相性が悪くて妊娠しないケースもあります。どんなに調べても原因がわからない不妊というのもたくさんあります。

結婚前から基礎体温をつけていて、きちんと排卵があって、月経周期も順調で、なんの問題もなかったので、すぐに子どもができるだろうと思って結婚したのに、結婚後から急に月経不順になり、さらに無月経（月経がこないこと）になり、なかなか妊娠できない、という患者さんが、ここのところ何人か続いて来院されています。

逆に、結婚前は月経不順のためホルモン治療が必要で、この状態では子どもができないかもしれないと言われていたのに、好きなひとができたとたんに、薬を使わなくても月経がきちんとくるようになり、すぐに妊娠した、という方もいます。

女のからだは正直です。ストレスがあると卵巣に刺激を出している脳の視床下部《ししょうかぶ》の働きが抑制され、卵巣ホルモンのリズムが乱れて、排卵や月経がこなくなってしまう、ということがあります。ストレスで妊娠しにくい状態になってしまうこともあります。

ですから前者の女性は、結婚がからだへのストレスになっている、後者の女性は、彼とのパートナーシップでストレスから解放されたということです。

結婚生活がのんびりとリラックスできる毎日なのか、それともストレスに満ち、「早く子どもを」とせかされねばならないような緊張した毎日なのか……本人が意識していようといまいと、女のからだは敏感に反応してしまうのですね。

親を心配させまいと、しあわせな結婚生活を演じていても、自分のからだはだますことができないのです。

結婚や妊娠・出産は人生の「オプション」であって、あらかじめ組み込まれている「標準装備」ではありません。母親には母親の、娘には娘の、それぞれの人生、それぞれの人間関係、それぞれのしあわせがあります。親子で似ているところもあり、似ていないところもあるでしょうが、お互いの個性を認め合うことが大切です。

からだのこと、もっと話そう

5 「生理」って恥ずかしいものだっけ?

「生理用品や性的なシーンの出てくるテレビCMは、子どもに見せたくないと考えている親が多い」という記事がありました(日本小児科学会「こどもの環境委員会」調査結果・1998年3月18日読売新聞掲載)。904人中108人(8.4人にひとり)の親が、生理用品のCMを子どもに見せたくないと思っていることが報道されていました。「子どもに聞かれても返答や説明ができない」「リアル・露骨すぎる」「子どもが興味をもちすぎる」などが理由ということです。

調査対象は、保育園・幼稚園・小学校低学年の子どもをもつ親で、父親か母親かは不明ですが、こういった調査対象の少なくとも半分以上は母親だと思います。

母親は月経について、子どもに話せないのでしょうか?(自分のからだがしていることなのに?)リアルだと、どうしていけないのでしょうか? 幼い子どもが月経に興味をもつと、なぜ困るのでしょうか? 月経を恥ずかしいと思っている親が、まだこんなにたくさんいるということなのでしょうか?

自分のからだのことなのに、「子どもに知られると困ること」「恥ずかしいこと」なのでしょうか?

わたしはとっても悲しくなりました。女のからだがかわいそうすぎる!

子どもにどうやって性教育をしよう、などとわざわざ悩まなくても、生理用品のCMは、からだのことを子どもに教えられるいいチャンスなのに、と思います。

「これってナーニ?」と聞かれたら、「女の子が大きくなると、毎月、おしっこの出るところのとなりにある穴から血が出るようになるんだよ」と言えば、いいのではないでしょうか? おとうさんが困ってしまうなら、「女のひとのことだから、おかあさんに聞いてごらんよ」でもいいと思います。

子どもが、からだのことに興味をもつのはあたり前、「うんち、おしっこ」の話は大好きです。興味をもった幼いころから、きちんと説明することは大切です。男の子だって、女の子のからだを知っておく必要があります。だから、同じように教えてやってほしいです。

子どもも成長すれば性に興味をもつようになりま

す。いろいろな機会に、からだや性について、親から少しずつ情報をもらっておけば、思春期になってとまどわなくてすむ、はじめての月経をからだの成長の証《あかし》として、よろこびをもって迎えられるようになるのではないでしょうか？　逆に「子どものころ、親が隠したがっていたことだ」と思えば、はじめての月経を恥ずかしい、いやらしいと感じさせてしまうのではないでしょうか。

　生理用品に次いで多いのは、女性のヌードや暴力的なＣＭが困るということです。女性のからだが見せ物にされたり、暴力的に扱われているものは、わたしも子どもに見せたいとは思いません。それ以前に、自分も不愉快です。でも、たまたま親子で見ている番組に出てきてしまったときには、あわててチャンネルを変える前に、「おかあさんはこういうのはとってもきらい。女をばかにしているから、見たくない」と説明したほうが効果的だと思います。

　自分自身の健康のために、月経のこと、避妊のこと、性感染症のことなど、性について思春期前から知っておかなければいけないことはたくさんあります。

　でも性の情報のなかには、まちがった情報や、不愉快な表現もたくさんあります。「気持ちのよくない不快な性」と「たのしくて豊かな性」の情報がごちゃごちゃになっています。こういう性情報の洪水におぼれないためには、子どもを性表現から遠ざけてしまうのではなく（メディアがこれだけ発達した時代に無理な話ですが）、女性を侮辱したり、女性のいやがる性行為を強要したりする性表現があったときには、それをはっきり否定する。そして、生理用品のように将来知っておいてほしいことは説明してあげることが大切なのではないでしょうか。

　親があわてて隠してしまうと、本当に必要な月経の知識も、まちがった、恥ずかしい性の表現も、子どもたちの頭のなかでごちゃごちゃになって、どちらも単なる興味の対象にしかならなくなってしまいます。これからの時代は、情報を見分ける力をつけることが必要です。

もっと広く
知りたい
からだと
いのちのこと

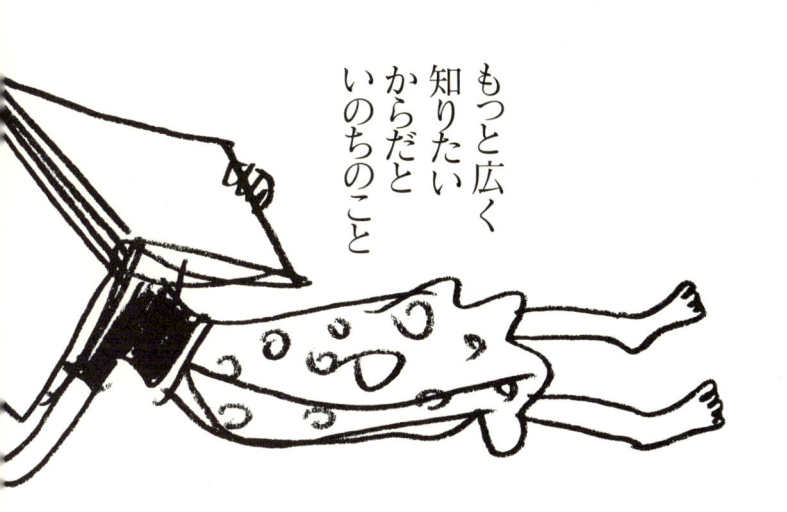

女性のからだにやさしい職場は、男性にも快適な職場です。

婦人科には、月経不順や無月経、月経痛がひどい、月経前に体調が悪いなど、月経の異常を心配する女性が来院します。特に病気によるものではない場合、疲れがひどくて内科にかかったけれど、どこも悪くないと言われたとか、風邪がなかなか治らないとか、肩こりや目の疲れもひどいなど、月経のトラブルのほかにも不定愁訴といわれる症状をもつひとが少なくありません。

さらにその背景を探ると、学生さんでは受験勉強、運動部のトレーニング、ダイエット、主婦では親の介護、家庭や親族間でのトラブル、働く女性では深夜業、過密労働、などの問題が浮かび上がってくることがあります。でも本人は、こういった疲労やストレスで月経の異常がおこったとは気づいてなく、「ホルモンのバランスが崩れたから、疲れやすくなったのでは?」と思っていることが多いようです。

本当は、「からだに負担の多い生活や仕事を続けているから疲労も回復しないし、不定愁訴も出るし、卵巣ホルモンのバランスも悪くなって、月経不順や無月経がおこる」のですが、原因と結果をとり違えているのですね。婦人科で、卵巣機能不全《きのうふぜん》などと、もっともらしい「病名」を言われるので、これが「結果」ではなくて「原因」だと誤解してしまうのでしょう。「最近仕事が忙しくなったということはありませんか?」と聞かれてはじめて、「ア、そういえば」と思いつく方がよくいます。

わたしがいまとても心配なのは、労働基準法の「女子保護規定」が廃止されて以来、以前は一部の職種を除く女性には深夜業などが規制されていましたが、いまは女性も男性と平等に働くべきとして、男なみに夜勤をがんばる女性が増えてきたことです。

人間のからだは男女とも、無理な負担がかかれば危険信号を発します。だるい、頭痛、胃の痛み、下痢や便秘、目のかすみ、肩こりなど、そのなかで月経の異常は、女性特有の危険信号です。昼夜の逆転した働き方は、脳に命令を出す脳の視床下部の働きを抑制するので、月経が乱れるのです。

でも、それで休養をとろうとしても不可能というのが、多くの現場の現状ではないでしょうか。

疲れるというのは、からだが休養を必要としているサインなのですから、ドリンク剤などで疲労回復というのは、からだをだましたということ。そうやって「信号無視」を続けた結果が、働くひとたちの過労死、うつ病による自殺、成人病*の悪化などとなって現れています。

家事・育児の負担を負っていない男性ですら健康が破壊されているような労働条件を、女性にまで適用したのは、悪《あ》しき平等です。健康に働く権利や家庭責任を果たす権利は、男女ともに追求しなければなりません。平等をいうなら、「女子保護規定」の廃止ではなくて、男女ともに時間外労働や深夜労働を規制するような、「男女保護規定」の導入を考えるべきであったと思うのです。

女性の月経に異常がおこるような職場環境は、男性の健康にもよくないのです。

働く女性のなかで、月経異常を訴えて婦人科を訪れる女性は、おそらく氷山の一角でしょう。月経に異常がおこっても、医者に行く時間もとれない。子どもを産むつもりがないので、月経のことなどどうでもいい。月経がこないほうがかえって楽でいい。月経のことなど気にしていたら、女はダメだと言われてしまう。このように考える女性たちは、受診はしません。

逆に月経痛がひどくて耐えられないという女性は、仕事をやめざるをえないので、働く女性の健康破壊が深刻な状況になってきているのに、問題が表面化してきません。

男性に負けないで働きたいと思っている女性のなかに、月経を問題にすることへの反発があるのは、女性を子産みの機械としか見ない男たちがいるためかもしれません。「女は子どもを産むから、月経は大切」と「母性保護」をもちだす男たちは、それを理由に、働く女性を一人前扱いしません。でも、月経は、子どもを産むためにではなくて、自分自身の健康のサインだから、大切にしてほしいのです。

＊成人病　１９９6年12月旧厚生省「公衆衛生審議会」は、従来の「成人病」にかわって「生活習慣病」という概念を提唱しました。「成人病」というのは、「歳をとると誰にでもおこる病気」ととられかねないとして、生活習慣に着目した「生活習慣病」という概念を新たに導入したのです。これには、糖尿病、高脂血症、大腸がん、高血圧、アルコール性肝疾患などが含まれていて、「食習慣、運動習慣、休養、喫煙、飲酒等の生活習慣が、その発症・進行に関与する疾患群」とされています。
しかし「生活習慣病」という呼び方は、これらの病気がすべて個人の責任にあるかのような錯覚を与えます。健康な生活を送りたいと思っていても、職場の環境や経済的な事情で健康的でない働き方を余儀なくされているひとたちがたくさんいるのに、「生活習慣病」と言われてしまうと、病気になったのは本人が悪いかのような印象を受けてしまいます。そして、働くひとたちの健康が破壊されてしまうような職場の現状が隠されてしまいます。ですから、わたしはあえて「生活習慣病」という呼び方を避けて、従来の「成人病」という表現を使っています。

性暴力について、
間違った見方がたくさんあります。

「からだ」のキーワードのなかで、どうしても避けて通れないものに、「性暴力」の問題があります。

わたしはこの本のなかで、「自分のからだを、ありのままいつくしみ、愛してほしい」というメッセージを送ってきました。

「自分のからだを好きになれない」という女性たちの多くは、自分以外の誰かから、からだのことについてばかにされたり、いやがらせをされたり、侮辱されたり、自分の気持ちに反した扱いを受けたり、という経験をもっています。

特に、自分の気持ちに反した性行為を強制された、強姦の被害体験をもつ女性は、暴力的に扱われた自分のからだに嫌悪感をもってしまったり、つまらないものだと思わされてしまったり、深いこころの傷をかかえています。

ですから性暴力の問題は、書こうと思うと、本当に気が重いのです。わたしはときどき、強姦被害の救援をしている団体の方から、被害者の性感染症や妊娠についての検査を依頼されることがあるのですが、特にこういう方の心理的問題に専門でないわたしは、被害者の女性にどのように対応したらよいのか悩みます。

必要性を説明して納得して受けてもらったはずの婦人科の診察でも、それによって被害体験が再現されてしまったために、被害者の心理外傷を深めてしまったという苦い経験もあります。「平然」とふるまっていた気丈《きじょう》な女性が、強姦による妊娠を中絶するための麻酔をかけたときに、意味不明のうわごとを叫び続けたケースもありました。

以前、大学の運動部員らがひとりの女性をだましてカラオケボックスに連れ込み、そこでアルバイトをしていた友だちと共謀して、集団で強姦したという事件がありました。この事件を知ったとき、わたしは、「ひどい！」と思ったきり、後が続きませんでした。

被害者の女性が訴えたことで、彼らの犯罪が明らかになったのですが、そのことを報道したテレビ番組の街頭インタビューで、「よくあること」と答えていた男性がいました。この事件は集団で行われたので、その犯罪性が比較的明らかになりやすかったということがありますが、被害者が訴え出られないような強姦事件は、どれほどの数におよぶものか想像もできません。

お金を盗みにきた泥棒に襲われてけがをさせられたひとなら、なんのためらいもなく、被害を警察に訴えることができるでしょう。たとえ家のカギをかけ忘れていたとしても、そのことで、被害者の訴えがとり上げられなかったり、泥棒が無罪になることはないでしょう。

それなのに、女性が、いやがる性行為を強制されたことを被害として訴えると、「あなたにも男性を誘うようなそぶりがあったのでは?」とか、「逃げなかったのなら、合意があったとみなされてもしかたない」などと、被害者の「落ち度」を責められることがあるので、訴えられないのです。

ドラマや小説のなかでは、暴力的で屈辱的な性行為を強いられた女性たちが、その加害行為をよろこんでいたり、加害者の男性に恋してしまったりという、現実とはまったく異なる、強姦についての誤った認識をひろめるような性描写が氾濫《はんらん》しています。だから、被害者がどんなに傷ついているかを見えにくくしていますし、被害者自身も、もしかしたら、「自分が(も)悪いのではないか」という錯覚をおこしてしまうのです。

また、強姦の被害は、見知らぬ男から夜道で襲われるものとは限りません。20年以上も前から、電話相談を中心として、強姦の被害者の救済活動をしている東京・強姦救援センターの統計によれば、被害相談の73%が、顔見知りの男性による強姦です。一方、『犯罪白書』によれば、「面識ありの強姦」は、23%ということです。この数字の乖離《かいり》は、顔見知りで信頼していた相手から受けた被害ほど、訴え出ることが困難だという状況を表しています。

被害を受けた女性たちが、自分のからだに誇りと尊厳をとり戻すためには、どうすればいいのでしょう。被害者のこころの傷のケアは、専門のトレーニングを受けたカウンセラーやアドバイザーでないと難しいかもしれません。いまわたしたちにできることは、性暴力に対する世間の誤った認識をとり除いてゆくことではないかと考えています。

夫の妻への暴力（ドメスティック・バイオレンス）の裏側にあるもの。

『野の女――明治女性生活史』（新評論／刊）をはじめとする永畑道子さんの著作には、明治の文明開化から大正デモクラシーの時代を経て、戦後に続く、女たちのさまざまな姿――上流階級の妻・妾《めかけ》、農山漁村の女房、娼婦、女工、技能職・専門職に進出した職業婦人、社会活動家など――が描かれています。その永畑さんの書く近代の女の歴史のなかで、パイオニア的存在として活躍した女たちの陰に、「上流階級の妻」のおかれた悲惨な存在があったことが語られています。

夫が妻を殺しても、「妻が不貞をはたらいた（浮気をした）」と言えば、たとえそれが事実ではなかったとしても、夫が罪に問われることはなかった……。来る日も来る日も夫に仕え、叱られ、殴られ、足蹴《あしげ》にされるようなひどい仕打ちを受けていた、上流階級の妻たち……。

近代の夜明けの時代に活躍した先駆《せんく》的な女性たちが、女性の自立や女性解放運動に目覚めた動機のなかには、夫の暴力や、夫から暴力をふるわれている母親の姿を見せられていた経験が、少なからずあったということです。

明治政府の高官、黒田清隆が妻を殺して妾を本妻に据えた話も紹介されています。このひとは、5人の少女をアメリカに留学させるなど、女たちの文明開化に貢献するような仕事をしたひとなのですが、私生活では、このような暴挙が平気で許されていたのです。

戦前までの法律では、戸主の権力は絶対でした。妻は、嫁入りのときに持参した財産とともに、夫の所有物と定められていました。夫の許可なくしては、何事もできない状態におかれていました。ですから、妻を殴ろうが、追い出そうが、夫の自由。このようなことが、あたり前のこととして許されていたのです。

しかし、これははたして、戦前までのできごとなのでしょうか？

いま、夫の暴力（ドメスティック・バイオレンス）からのがれてくる女性たちの避難場所（シェルター）からは、夫から殴る・蹴るなどの身体的暴力や性的暴力を受けたために、いのちをおびやかされ、後遺症に苦しむほどの重大な外傷を負った女性たちの、なまなましい被害の実態が報告されています。虐待され、殴られ続けて、亡くなった女性もいます。

身の危険を感じて警察に訴えても、夫婦げんかに警察は介入できないと言われた。調停に行っても、妻なのだからある程度は我慢するように諭《さと》された。暴力からのがれるために保護を求めた先で、「妻の立場」を理由にとり合ってもらえないのです。

戦後の憲法には、結婚は男女の合意で行われ、夫婦は同等の権利をもつことが明記されました。しかし、このような公的機関の対応を見る限り、戦前の民法にあった家父長制、「妻のからだは夫の所有物」という考え方はなくなってはいません。加害者が他人であれば、犯罪＝傷害罪・強姦罪・殺人未遂になるような暴力でも、加害者が夫の場合には、許されているのです。憲法の理念と現実とが大きく乖離しています。

結婚するときよく、「入籍」ということばがつかわれます。「入籍」ということばには、「夫の家に入る」という響きがあります。夫婦で新戸籍をつくっても、別々の姓を名乗ることは許されず、婚姻届のほとんどが夫の姓で届けられているので、「入籍」という認識になるのでしょう。

結婚しても、個の生き方を名前に反映させたいと思う女性たちの願いであった、夫婦別姓の民法改正も、数々の反対にあって挫折しています。このことも「妻は夫の所有物」という家父長制の意識を引きずっているひとたちが、まだまだ多いということを表しています。

外出に夫の許可がいる、夫の帰宅前には絶対に家に戻らねばならない、でもそれも結婚しているから当然、と思っている妻も少なくありません。でもこれって、妻をひとりの人間と認めていないということではないのでしょうか。たとえ、「やさしい夫」であったとしても……。

ドメスティック・バイオレンスを許すような社会的基盤には、そんな法制度や、世間の意識があるのです。「結婚生活」はお互いの愛情で成り立っていたとしても、「結婚制度」というものは、夫の暴力を許すような機構になっているということを、知っておいてほしいのです。

2001年4月に、「DV防止法（配偶者からの暴力の防止及び被害者の保護に関する法律）」が成立し、妻へ暴力をふるった夫を処罰できるようになりましたが、まだまだ被害者にとって、充分なものとは言いがたいのです。本来なら、妻であっても、他人であっても、ひとのからだを傷つける行為をした者に対しては、等しく傷害罪が適用されてしかるべきと思うのです。

セクシュアル・ハラスメントは、あなたの「からだの声」が判断基準です。

からだって、正直な感性をもっている場所です。だから、すてきな触れ合いをしたときには、とっても気持ちよくなります。でも、触れられたくないひとに接触されたときには、不快な気持ちになります。

わたしたちは、身のまわりに、いろいろな人間関係をもっています。少しだけ親しい関係だと握手する、家族、親友などもう少し親密になると肩をたたき合う、そしていちばん親密な触れ合いが、恋人どうしの性的な触れ合いといえるでしょう。

からだは、人間関係のあり方によって、触れ合いの範囲を限定しています。ですから、親しい関係でも、仕事上の関係や師弟関係や、地域やサークルなどの関係でおつき合いしているひとからの接触に対しては、拒絶反応を示します。

ところがいまの社会では、こういった女のからだの感性を無視した一方的な、あるいは暴力的なからだの接触が、頻繁に行われています。そしてそれが職場でおこったときには、問題は深刻です。不快感を耐え忍んで仕事を続けるか、仕事をやめるかの選択を余儀なくされている女たちも、少なくありません。

宴会でチークダンスやデュエットの相手をさせられる、からだはそういった接触に拒絶反応を示すのに、男たちから「職場の人間関係を円滑にするため」と強要される。上司や同僚から、卑わいなことばを投げつけられたり、からだを触られたり抱きつかれたり、セックスを強要されたり。からだの声に正直になって、こういった男性からの接触を拒否した女たちは、いやがらせを受け、不利な扱いをされ、抗議したら解雇されることもあります。

恋人からならば全身で抱きしめられたい、でも、触れ合いたくない人間に接触されれば、からだとこころは嫌悪感を感じます。女を差別してきた男たちは、それらの行為を故意に混同させ、自分たちの行為を「求愛行為」などと正当化してきました。ですから女たち自身も、何かおかしいと思いながらも、もしかしたら不快に感じる自分のほうがおかしいのかも？　と悩んできました。

しかし十数年ほど前、女たちはセクシュアル・ハラスメント（性的いやがらせ・おびやかし）というキーワードを探りあてたのです。わたしのからだが「イヤ」と感じることを強要されるのは、セクシュアル・ハラスメント、それを拒否して不利な扱いを受けるのは不当だと、女たちが声をあげはじめたのです。

当初、マスコミはこれを「セク・ハラ」として、風俗の問題にすり替え、あざけりの対象にしました。しかし女たちは、「セクシュアル・ハラスメントは女の人権侵害、職場の労働問題」と、ねばり強く主張してきました。いまでこそ行政などが、実態調査をするようになりましたが、当時はセクシュアル・ハラスメントの被害がどれほどのものかを示す資料すらなかったため、「働くことと性差別を考える三多摩の会（女と働くことにこだわる女たちが、1985年に結成）」では、1989年に、市民のカンパを集めながらアンケート調査を行っています。

同じ年には、セクシュアル・ハラスメントの被害にあったうえに退職を強要された女性が、それを不当として福岡で裁判をおこし、長い道のりのすえ勝利しています。そしてこれまでに、職場や学校などで同じような被害にあった女たちが、次々と裁判をおこしています。訴え出ることによって、逆に世間からいわれのない誹謗中傷《ひぼうちゅうしょう》を受けたり、逆に男性側から名誉毀損《めいよきそん》で訴えられたり、道のりは平坦ではありません。

しかし、そういった女たちの声が高まったことによって、１９９７年６月に改正された「男女雇用機会均等法（１９９９年４月施行）」には、職場のセクシュアル・ハラスメントを防止するための、事業主の雇用管理上の配慮が義務づけられました。福岡で、わが国ではじめてのセクシュアル・ハラスメントの訴えが、法廷に持ち込まれてから10余年。最近では、セクシュアル・ハラスメントは「犯罪行為」という扱いで、新聞の社会面にあたり前のように載るようになりました。

セクシュアル・ハラスメントということばも、以前は「性的いやがらせ」「性的おびやかし」と注釈を加えなければ理解されなかったものが、いまではそのままで理解されることばになりました。

駅にも、「チカンは犯罪です」「わたしはチカンを許さない」というポスターが見られるようになりました。ポスターだけで、世間の男たちの意識がすべて変わるわけではないし、問題が解決されるわけではありませんが、少なくとも性暴力の被害にあった女性たちは、「これは自分の責任ではなくて、不当なことなのだ」と認識できるようになるでしょう。

これまで、被害を受けた女性たちは孤立していました。「本当はあんたが誘ったんだろう」「自分だってたのしんだんだろう」「抵抗しなかったってことは、同意してたんじゃないか」などと言われ、自分の感性に自信をなくして、沈黙せざるをえませんでした。

しかし、そういった男たちのつくった「神話」に抗して、「わたしのからだにされたことは、不当なことなのだ、犯罪なのだ」と、ひとりまたひとりと、女たちが声をあげたことによって、世間の「常識」よりも、自分のからだの感性のほうが正しかったのだと勇気づけられ、生きる力を取り戻せた女性たちが出てきました。

教育現場では、ここのところ先生たちの性犯罪が増えているというニュースが話題になっています。「子どもを教え導く立場にあるものが、こんなことをするとは……」という論調が多いようですが、わたしは以前から、学校の先生、課外授業の指導員、医療関係者などから、わいせつ行為や性暴力の被害を受けたという女性を、何人か知っています。

でも、彼女たちは、公《おおやけ》にそれを訴えることができなかったのです。怖くて、恥ずかしくて、子どものころに受けた被害を誰にも語れずにいた、訴えても「学校の先生のような立派なひとが、そんなことをするはずがない」と信じてもらえなかった、たいしたことではないと相手にされなかった、と言うのです。

ですから、教育現場での性犯罪が増えているというよりも、以前は被害を受けた子どもたちが訴えることもできなかったので、被害が見えなかっただけと考えられます。

ようやく被害者たちが声をあげることができるようになり、世間がやっと「それはひどい」と認めるようになってはじめて、「性犯罪がこんなにある」と認識されるにいたったのではないでしょうか。

からだというものは、不快な接触を耐え忍んで受け入れているうちに、ここちのよい触れ合いを忘れてしまいます。自分にも落ち度があったのでは……と思い込もうとしているうちに、自分のよりどころを失ってしまいます。そして、ひととの接触に怯《おび》えるようになります。被害を受けたひとたちが、1日も早く癒されることを願ってやみません。

わたしのからだの主人公は、あくまでわたしなのです。

臓器移植のことⅠ

この本で、わたしがみなさんに伝えたいメッセージをひと言でいえば、「自分がからだの主人公になってほしい」ということです。からだ、特に自分自身の性のリズムをきちんと理解し、上手につき合い、ありのままの自分のからだをかわいがってほしいということです。

ところが現代の医療技術は、機能しなくなったからだの一部を他人の健康なものと置き換える、という方法を開発しました。それが臓器移植です。

また、カップルに妊娠する働きがないとき、他人の臓器である精子、卵子、からだ（代理母）などと、カップルのものの一部を使って妊娠する技術も考え出されました。かけがえのない自分のからだが自分を苦しめているとき、自分のからだの一部を他人のものと置き換える技術です。

「わたしのからだは、わたしのもの」ということにこだわり続けてきたわたしの感性は、臓器をやりとりするこういった技術にはどうしてもなじめません。「感性」ということばを使うと、非科学的だという批判を受けることを承知のうえで、それでもわたしは今回、この感性にこだわってみたいと思います。

臓器移植の技術を支持するひとたちは、それに反対するひとを、患者さんの切実な思いがわからない冷酷なひと、という批判をします。そしてたしかに、その批判は、ある意味では当たっていると思います。

しかし、それは「他人の臓器をもらってでも、人間は少しでも長く生きる可能性を追求すべきだ」という、やはりひとつの感性から出てくる意見です。

そして、「自分の死が確実であるときに、自分の臓器を使って生きられる可能性のあるひとがいれば、これを提供したい」という気持ちのあるひとが、自分の臓器を提供する、これもそのひとの感性です。

また、ひと口に他人の臓器を使う技術といっても、提供者の心臓の拍動《はくどう》が停止する前に臓器を取り出さねばならない心臓移植のようなものから、提供者が確実な死を迎えてからでもできる角膜移植もあります。また、提供者をそれほど傷つけずに行える骨髄移植など、いろいろなものがありますから、臓器のやりとりをひとまとめにして論じることには無理があります。

血液も臓器のひとつということを考えると、輸血も臓器移植のひとつと言えないことはありませんが、血液はほかの臓器と違い、常に新しくつくられているので、少しくらいとり出されても、しばらくすればまた元どおりに回復します。だから通常は、ほかの臓器移植と同列には論じられません。しかしそれでも、宗教上の理由などから輸血まで拒否するひとたちもいます。もっと極端な場合は、からだにメスを入れる外科手術や帝王切開などまで、拒否するひとたちもいます。

一方の端には、たとえ死んでもからだに手を加えることをいっさいよしとしない信条をもつひとたちがいて、もう一方の端には、臓器はモノにすぎないのだから、死が確実な脳死状態のひとから、それを取り出して必要なひとに移植することは、医療技術として積極的に行われるべきと主張するひとたちがいます。

そして、かなり多くの日本人の感性は、この両極端の間のどこかで揺れ動いています。

「どこまでが許されて、どこまでが許されないか」という論議が、いつまでも平行線をたどるのも、これが実は、科学的な論争ではなく、結局は心情的な要素が大きいからと言えるでしょう。そしてそのうえに医療を取り巻く社会・経済的な問題までからんでいるので、難しいのです。

しかも、人間の感性というのは、その社会的背景やおかれた環境によって、しばしば変わります。

基本的には、自分のからだが大切なのと同じように、自分と違った他人のからだもまた大切なものなのですね。健康状態や、病気や障害の有無などは、ひとりひとりみな違います。

自分を大切にしながら、他人も大切にする。昔はなかった大きな問題に突きあたっているいま、自分とは違った他人の感性を切り捨てることなく共存できるような道を、なんとか探ってゆかねばならないと思うのです。

いのちの終わりを受けとめる感性を。

臓器移植のことⅡ

１９９７年に「臓器移植法」が成立し、１９９９年臓器移植法成立後、初の脳死・臓器移植が行われました。このころ脳死・臓器移植はずいぶんマスコミでも大きく取り上げられたのでしたが、その後は（いろいろな問題がなくなったわけではないのに）、報道も小さくなっています。新しい医療技術が次から次へとさまざまな問題を巻きおこすので、マスコミも古い問題に長いこと関わっていてはくれないのでしょう。

１９９４年に原案が提出されて以来、わたしたちは「ひとの死に関わる法律だから慎重に審議を重ねてほしい」ということを訴えてきました。一時は廃案かと思われたほど数年も審議されなかったこの法案が、政治駆け引きのなかで、あっという間に国会を通過した、あの*ときのことをもう一度ふり返ってみたいと思うのです。

あたり前のことですが、人間はこころとからだで生きています。からだの機能はいろいろな臓器の働きで動いています。からだの機能がだめになれば、こころがあっても生きることはできないので、医療のなかではどうしても、からだのほうをこころよりも優先しなければなりません。

しかし、こころが病気になれば、からだもスムーズに機能しなくなるので、最近では、こころの医療の大切さが認識されるようになってきました。

医療には、「ゆっくり・じっくり」のテンポが必要とされるものと、一瞬のうちに状態を判断して、瞬時に処置や手術をしなければいけないものとがあります。こころの医療は前者の代表、脳死が発生する現場である救命救急医療などは、後者の代表といえるでしょう。しかし、脳死の現場というのは、同時に、残されたひとたちに新たなこころの病気が発生する現場でもあるのです。

病気で亡くなるときには、心臓が止まってから脳の働きも停止する、という順になりますから脳死はおこりません。脳死が発生する、つまり心臓停止よりも先に脳がだめになってしまう状況というのは、事故や脳出血などで、脳が突然損傷を受けたときの死です。だから、脳死からの死というのは、突然やってくる死なのです。

脳死状態になった患者さんと親しかったひとたちは、なんのこころの準備もないままに、大切なひとを失ってしまうという場に遭遇《そうぐう》します。親しいものの納得できない死、これは大きなトラウマとなります。そしてそういう死に遭遇したひとたちが、こころの病にかかることは少なくないのです。

ところが、移植用の臓器を求める現場では、少しでも早く新鮮な臓器を摘出しなければなりません。心臓が止まるのを待たずに、臓器を摘出しなければならない、ともかく急ぐのです。ですから、大切なひとの死を受けとめるために必要な、ゆっくりとした時間を、残されたひとたちにあげることができません。

脳死状態というのは、まだ心臓も動いていて、からだも温かいですから、いくら数時間後には確実に心臓が止まると論理的に説明されても、別れる覚悟のできていないひとたちにとっては、目の前の大切なひとが死んだとは感じられない。頭ではわかっていても、気持ちの上では納得できないのです。

「臓器移植法」は、こういう状況を法律で無理やり解消しようとするもの、死につつある脳死状態のひとを、早々と死んだことにしてしまう、やがて数時間後には心臓も止まってしまう脳死状態を、現在死んでいることにしてしまうという法律です。

確かに、移植でなければ助けることのできないいのちもありますから、脳死状態からの臓器摘出が必要な場合はあるでしょう。

しかしそれならば、まだ生きているひとのいのちの終わりを、法律の解釈によって早めてしまうのではなくて、「まだいのちは燃え尽きてはいないけれども、生前の本人の気持ちがあるので、燃え尽きる前にからだをひとの役に立てたい」と考えたほうが、ずっとひとのこころや気持ちを大切にできるのではないかと思います。

西欧では、肉体は魂の器にすぎないから、魂の抜けた器を他人が生きるために役立てるという気持ちで、脳死・臓器移植に積極的なひとが多いといわれています。しかし日本では、まだ心臓が動いていて、からだのぬくもりが残っているうちに臓器が取り出されるということに、抵抗感をもつひとが多いのです。仏教者のなかには、脳死をひとの死とすることは受け入れられないが、移植は〝生きているひとの臓器を他人に供物《くもつ》として与える、菩薩業《ぼさつぎょう》〟として認められるというひともいます。「死んでいるから」、「生きているから」、というところで線を引いて脳死・臓器移植を合理化してしまうのではなくて、脳死状態であっても、あくまでいのちの尊厳にこだわりつつ、移植で助かるひとにはいのちを与えたいというこころが大切なのですね。

実は、このような思いをもった超党派の議員たちが、〝脳死をひとの死としないで〟臓器移植を可能にするための対案を提出していたのですが、きちんとした論議もなされずにしりぞけられたのです。そして、政治取引のなかで成立したのが、「臓器移植法」です。

そしてその後の「臓器移植法成立後、初の脳死・臓器移植」の報道合戦もまた、こういったひとの感性を無視したものになってしまいました。

ワイドショーが有名人のゴシップを追いかけるようなノリで、ドナー（臓器提供者）とその家族のプライバシーに土足で踏み込む様子や、摘出された臓器の入ったアイスボックスが品物が運搬されるような扱いで運ばれてゆく映像に、不快感をもったひとも多かったことでしょう。いのちがモノ扱いにされている不気味さを感じるような映像でした。

臓器移植は、善意の臓器提供者がいなければ行えないのです。市民の感性が支持できないような法律では、臓器を提供してくれるひとを失ってしまうことにも、なりかねません。

＊　当時の経過についてもっと詳しく知りたい方は『脳死移植はどこへ行く』（向井承子／著　晶文社／刊）をお読みください。

精子バンクから見えてきた、生殖技術の危険性。

シングル女性がインターネットを通じて精子を購入し、子どもをつくったという新聞記事が話題になったことがありました。精子の売買は、アメリカでは昔から行われていたことで、これは実は、古くて新しい話題なのです。

夫ではない男性の精子を、女性の子宮に注入して妊娠させる技術を、非配偶者間人工授精（ＡＩＤ）といいます。精子は卵子と違って、簡単に体外に出せるので、この技術は古くから行われていました。日本で最初にＡＩＤが行われたのは、いまから約50年以上前の１９４９年のことです。

ＡＩＤは、夫の精子が少ないか、まったくないという不妊男性の妻に行われる技術です。しかし、アメリカなどでは「夫はいらないけれども、子どもはほしい」「男性とのセックスはしたくないけれど、子どもはほしい」と希望するシングル女性やレズビアン女性たちに対しても、ＡＩＤが実施されています。

すでに１９８２年ごろ、アメリカのウィメンズクリニックのパンフレットに、そういった案内が載っていたのを読んだことがあります。

アメリカには「精子バンク」、つまり精子のカタログ販売をする民間業者もあります。カタログには、精子を売った男性のプロフィールがぎっしりと書かれています。身長、体重から人種、髪の毛や目の色、宗教、趣味、学歴、ＩＱなど……。

買う側がカタログから選んだ精子を注文してお金を払うと、冷凍精子が宅配されてくる仕組みになっています。そのなかには、ノーベル賞受賞者の精子や、有名スポーツ選手の精子などもあり、当然のことながら高値がついています。

日本でもシングル女性のＡＩＤや精子の売買が、法律で禁止されているというわけではありません。しかし日本では、男性側の血縁（家系）が重んじられていたので、ＡＩＤに心理的な抵抗を示すひとも多く、まして、シングル女性にＡＩＤを行うことを大々的に宣伝するのは、「国民感情に照らしてちょっとはばかられる」ということで、精子の売買を商売にする業者は明るみには顔を出していませんでした。しかしインターネットの出現は、よくも悪くも、その国民特有の心情的な抵抗感や感性などを取り払ってしまったのですね。

血縁にこだわらないひとたちや、ひとのからだを部品として利用することに心情的な抵抗感をもたないひとたちが行う商売が、インターネットを通じて世界中にひろまり、国境を越えて利用できるようになったのです。

つまり「精子の売買なんて、なんか気持ち悪い、不気味」という感覚をもつひとが多い日本では、精子の斡旋業《あっせんぎょう》など成り立ちにくいでしょうが、インターネットを使えば、こういった国民性の違いを超えて、米国式の考え方をもつ日本人が、海外の業者を利用できるようになったということなのです。

しかし、「血縁にこだわらない」、それが精子バンクや代理母、もらい卵の推進につながるとしたら、それはちょっと違うだろうという気がします。

子どもをもつことに対する価値観は時代によって変わります。血のつながりについても母系制、父系制と、その時代によって考え方は変わります。しかし、商品化された精子をもらって子どもをもつことは、かつての母系制社会でシングルで子を産むことや、父親のわからない子を産むことが公認されていたこととは、わけが違います。

精子、卵子、女のからだ（子宮）は、他人に利用されるようになったとたんに、その質が明るみに出され、商品化され、値踏みされてゆくことになるからです。

医療や法律関係の学会や審議会が、野放しになっている技術の危険性に対して歯止めをかけなければと議論をしている間にも、新しい技術が次から次へと登場します。最近ではクローンなどというものが現実味を帯びてきましたが、1年先には何が出てくるかわからないというのが現状です。

これというのも、もっとも古くからあった生殖技術であるＡＩＤ、それを商品化した精子バンクが、何も問題にされぬまま今日に至ったつけが、まわってきたとも言えるのではないでしょうか？

精子の質に値段がつけられ売買されるということには、生まれる前から子どもの質が選ばれてしまうという問題をはらんでいます。人種、学歴などによる人間の差別が、公然と行われることになるのですね。こういう形で期待されて生まれることが、子どもにとって、はたしてしあわせでしょうか？

こういった優生思想に基づく子どもの産み方がひろまれば、この社会は単一の価値観で人間の優劣が測られるようになり、ますます息苦しいものになってしまうのではないでしょうか？

日本にも
強制不妊手術はあったのです。

数年前スウェーデンなど北欧で、戦前から1970年代までに、知的障害者などに対して強制的な不妊手術（妊娠しないようにするための手術＝女性の卵管結紮《けっさつ》、男性のパイプカット）が行われていた、ということが報道されました。

この見出しを見て、はじめ、これは日本のこと？　と思ったのです。ところがよく読むと「スウェーデンなど北欧で」とあり、日本のことは、何も書いてありませんでした。

詳しくは、こういうことです。

戦時中、軍国主義国家では、「強い国」をつくるために、心身に障害をもつひとたちなど、社会的弱者を抹殺する政策（優生政策）を推進していました。その典型はナチス・ドイツの優生政策で、遺伝病者や、知的・精神障害者に子どもを産ませないため、これらのひとたちに不妊手術を強制できる法律（断種法＝子種を断つという意味）をつくり、実行したのです。このことは、ナチスの戦争犯罪のひとつとして、戦後、世界中に知られるようになりました。

ところが最近、民主的な福祉国家のお手本とされるような国、スウェーデンでも、断種法のもとにナチスが行っていたような、優生政策が行われていた事実がわかり、世界に衝撃を与えた、というのがその記事の内容でした。

わたしがふしぎに思ったのは、日本でも、断種法にあたる国民優生法、優生保護法が、１９４０年から１９９６年まで存在して、その法律のもとで多くの障害者が不妊手術を強制されたのに、そのことはどこにも書かれていなくて、ひとごとのように「北欧で……」と報道されていたことでした。

わたしたち生きている人間は、みんな、病気や障害と共生して生きねばならない存在です。子どものころから障害をもっているひとたちもいますし、現在は健康そのものであっても、誰でも老いれば病をもち、からだが不自由になります。ですから、そんな誰もが生きやすく、障害や病気の有無、性別、年齢を問わず、誰もが大切にされる社会がほしいと思います。

しかし、20世紀の初頭、多くの国はそのような方向を向いてはいませんでした。国の発展のため、経済活動や軍事活動に役立つような強い優秀な血筋を残し、「悪い」血筋を排除しようという気運がありました。それで障害者は社会に「あってはならない存在」とされ、子を産むべきでないとされたのです。これは、当時登場した遺伝学の誤用、悪用といえるものでした。

断種法を制定したのは、ナチスだけではありません。1907年アメリカ・インディアナ州、1928年スイス、続いて北欧諸国、1935年ナチス・ドイツ、1940年日本の順です。民主国家を自認する欧米諸国にあっても、障害者の人権は無視されていたのです。

スウェーデン政府は、養護学校時代に不妊手術を強制された被害者たちが声をあげたのを受け、障害者を苦しめた過去の政策を反省し、実態調査と被害者への補償を検討しているとのことでした。でも、日本ではどうでしょう。

日本の社会は、戦争が終わっても、経済成長のためには強者が弱者を押しのけて当然、経済効率の悪いひと（障害者、病人、高齢者など）は切り捨てる、という方向で、ひた走ってきました。「不良な子孫の出生の防止」という目的の明記された優生保護法のもと、遺伝性疾患や精神疾患をもつひとたちが、強制的に不妊手術をされました。

このような法律は、スウェーデンでは1976年に廃止されているのに、日本では、なんと1996年「優性保護法」が「母体保護法」に改訂されるまで続いていたのです。いまでも、不妊手術を拒否できないような状態のなかで、無理やり「同意」させられているひとたちもいます。

当時の新聞は、よその国のことを「ひどい」と書いていたけれども、もっとひどい日本の実体については、何も報道されませんでした。実はそのころ、同じ優生政策（旧・らい予防法や旧・優生保護法）のもとで、人権を無視され、収容所に押し込められ、断種、不妊手術、妊娠中絶を強要されていたハンセン病の患者さんたちが、国家賠償を求める訴訟をおこしていたのですが、こういった日本の現状が並べて紹介されることはありませんでした。

この訴訟は、「北欧で強制不妊手術」の報道があってから4年後の、2001年5月に国が控訴を断念したことで、やっと訴えが認められたのでした。

病気や障害をもっているという理由で子どもが学校でいじめにあう、偏差値重視の教育現場では、障害児はクラスの「お荷物」、という悲しい話を耳にします。誰にとっても大切な自分のからだ。からだの違いで差別されない、どんなひとでも大切にされる社会をつくるにはどうしたらよいか、みんなで考えたいです。

からだのこと、もっと話そう 6

女性のからだの歴史について①

いまの日本では、ひとりの女性が一生のうちに産む子どもの数は、平均1・36人（2000年）という数字が出ています。まわりの家族を見ても、子どもの数はゼロというところから、多くても4人くらいまで、というところでしょうか。

でも敗戦前まで女たちは、もっとたくさんの子どもを産んでいました。年齢も、10代の終わりから産みはじめ、40代前半まで産み続けるというものでした。それがなぜ、現在のようなスタイルに変わってきたのでしょうか。

女性が子どもを産む数は、その個人のライフスタイルによって決められます。しかし、そのライフスタイルは、個人が決めるというよりも、社会状況で決められています。

妊娠は女性のからだにおこるできごとですから、「子どもをいつ、何人産むか、産まないか」ということは、女性の意思で選択されねばなりません。しかしわたしたちは、子どもの数を操作する法律、社会政策、慣習、情報にとり囲まれています。自分のからだを自分のものとするためには、そのような人口政策の仕組みについて、よく知っておく必要があります。ここで少し、女性たちの子産みの歴史をふり返ってみたいと思います。

日本が侵略戦争をしていた昭和初期、戦争を続けるためには、たくさんの兵隊さんと労働者が必要でした。そこで、「母性の尊重」という政策が大きく打ち出され、国家の役に立つ子どもをたくさん産むことが、女性の大切な役割と奨励されました。ですから、障害や、病気をもったひとたちは、国や地域で厄介者扱いをされていました。

学校でも、からだが弱い子どもたちは、先生や友だちから、お国の役に立たない、といじめられていました。そして、子どものできない女、障害をもったあかちゃんを産んだ女たちも、周囲の冷たい視線を浴びながら、生きていかねばなりませんでした。

そして一方では、10人以上の子どもを育てあげた母親には、国から表彰されるという名誉が与えられました。いま、妊娠すると発行される「母子手帳」の制度も、戦時中に「妊産婦手帳」としてはじまったものです。

たくさんの子どもを産めば、それだけ女性のからだには負担がかかります。出産するたびに骨や筋肉には大きな負担がかかりますから、腰痛、痔、尿失禁などのトラブルに悩まされる女性も少なくありません。悪くすれば、出血多量や妊娠中毒症などで、いのちを落とすこともあります。出産をきっかけに、いろいろな病気、昔なら結核、いまならがんや心臓病などの病気が悪化して、出産後に亡くなる女性もいました。

しかし、その当時の女たちは、どんなにからだがつらくても、経済的に困っていても、「もうこれ以上、子どもはいらない」などと言えませんでした。なぜなら、避妊と人工妊娠中絶が禁止されていたからです。避妊具の発売は禁止されており、避妊方法を教えるひとたちは投獄されていました。妊娠中絶は刑法の「堕胎罪《だたいざい》」という法律で、禁止されていましたので、妊娠したら産むしかありませんでした。そのため、婚姻外で妊娠した女性たちの自殺もたくさんあったことが知られています。

しかも、たびかさなる妊娠・出産で健康を害したり、いのちを落とす女性たちがたくさんいても、それは悲しむことではなく、男たちの名誉の戦死と同じで、いのちと引き替えに子どもを残したと誉めたたえられる行為でした。女性が自分の健康を犠牲にしてでも子どもを産み続けることが「母性の尊重」の内容でした。

でもそんななかで、逆に不妊手術や妊娠中絶を強要される女たちもいました。それは、障害をもった女たちです。障害者が子どもを産むと「不良な子孫が増える」という理由からでした。

しかしこのような、「役に立つ子どもをたくさん産ませ、役に立たない子どもは産ませない」という、生まれてくる子どもを差別するような母子保健政策は、戦前だけのものではありません。

からだのこと、もっと話そう 7

女性のからだの歴史について②

日本の国が戦争をしていた時代には、女たちはお国のためにたくさんの子どもを産むことを、強制されていましたが、敗戦後は、その事情が大きく変わります。戦地からたくさんの男性が引きあげてきて結婚しましたので、たくさんの子どもが産まれます。戦後のベビーブームの到来です。

しかし、明日の食べものにも事欠く混乱のなかで、ほとんどの夫婦には、たくさんの子どもを養うだけの力がありません。子どもの数を制限したいと思っても、避妊の手段はなく、妊娠中絶も禁止されている状況のなかで、女たちは非合法の闇堕胎《やみだたい》という手段に頼らざるをえませんでした。

ふつうの医者は、法律で禁止されていることはやりませんから、闇堕胎に応じてくれるのは、ほとんどがあやしげな方法で高いお金をとっている堕胎屋でした。そのために、多くの女たちの健康や生命がそこなわれてゆきました。現在でも、妊娠中絶が禁止されている国では、いまだに闇堕胎による健康破壊が、あとをたちません。

一方、戦後まもないころ、子どもの数を減らしたいというのは、国の要請でもありました。国家が養わねばならない子どもが増えれば、それだけ国の経済復興が遅れるからです。そこで１９４８年、人工妊娠中絶を合法化するために緊急に成立したのが、「優生保護法（現在の母体保護法）」です。明治時代にできた堕胎罪は、現在の刑法にも残っています。それにもかかわらず、いまの日本で、法律で処罰されることなく安全な医療のもとで中絶手術が受けられるのは、母体保護法の条件に合致した中絶なら、堕胎罪に問わない、ということが定められているからなのです。

しかし旧優生保護法には、大きな問題点がふたつありました。ひとつはこの法律が、障害をもったひとたちの存在を否定し、排除する法律だったということです。

旧優生保護法の目的には「優生上の見地から不良な子孫の出生を防止する」と明記されていました。つまり、障害者を「不良な子孫」と決めつけ、障害者は生まれるべきではないし、子どもを産むべきでもないと、言っていたのです。

障害のあるひとたちを「国の役に立たない」として排除するこの政策は、ナチス・ドイツの優生政策、ユダヤ人や精神障害者虐殺の歴史にさかのぼることができます。戦時中の日本は、ナチスの優生政策を見ならって「国民優生法」を制定し、精神病者や障害者に子どもを産ませない政策を行ってきました。

戦後にできた旧優生保護法は、この国民優生法の一部を手直しした法律なので、障害者に子どもを産ませないという条文が、そっくり残っていたのです。

またもうひとつの問題点は、妊娠中絶の選択権が女性にないことです。中絶を許可するのは指定医師であり、しかも相手の男性の同意を必要とします。そのため、相手の男性のいやがらせにあって同意が得られず、望まない子どもを産まざるをえない女性もいます。

避妊の手段が制限されていたり、妊娠中絶が禁止されていたり、それらに関する情報が手に入らなかったりする場合、女性の性に関する健康は大きくそこなわれます。法律、人口政策、宗教、慣習などによって女性の性における健康が破壊されている現状を改めさせようという動きが、世界中におこっています。1994年のカイロ人口・開発会議や1995年の北京世界女性会議では、これらがリプロダクティブ・ヘルス／ライツ（性と生殖における女性の健康／権利）として取り上げられました。北京会議の行動綱領には、中絶した女性を処罰するような法律を見直すように、と書かれており、時代錯誤的な日本の堕胎罪が批判されましたが、日本政府はいまだにこれを無視しています。

しかし、1994年のカイロ会議では、優生保護法改訂のきっかけをつくるようなできごとがありました。

障害者の女性、安積遊歩さんが「『不良な子孫の出生を防止する』という優生保護法の目的が、障害者は子を産むべきでないという優生思想を正当化し、女性障害者が月経の介助が大変だからという理由で子宮摘出をされている」ことを訴えたのです。

そのため、日本政府は「国際的に恥ずかしい法律を何とかしなければいけない」と優生保護法から、障害者を差別する条文を取り払うという改訂を行ったのです。

からだのこと、もっと話そう 7

女性のからだの歴史について②

１９９６年6月、優生保護法から削除されたのは、優生上の目的と、精神障害者や遺伝性疾患をもつひとに対して、本人の同意なしの優生手術や人工妊娠中絶を強制できる条項です。名称も、母体保護法と変わりました。

しかしこの改訂で、女性のからだの自己決定権が認められたわけではありません。堕胎罪の存在下で、人工妊娠中絶を「一定の条件に合致するかどうか、医師が判断して許可する」という法体系は、変わりませんでした。また、人工妊娠中絶に、相手の男性の同意が必要という条文も残っています。

望まない妊娠によって傷つくのは、女の人生とからだです。妊娠中絶も出産も、女性のからだに大きな影響を与えるできごとです。それなのに法律では、女性が産みたくないときでも、相手の男性が産めといったら産まねばならない、といっているのです。産むか産まないかは女性が選択すべきこと、本来なら中絶した女性を処罰する堕胎罪こそ、女性の基本的人権を侵害する法律のひとつとして廃止すべきものなのです。

（詳しくは「からだと性の法律をつくる女の会」http://members.tripod.co.jp/tsukurukai/をごらんください。）

妊娠中絶など誰だってしたくありません。でも、技術的に絶対確実という避妊法はありませんし、避妊の情報は乏しく、避妊を実行できるような関係がつくれないカップルがたくさんいます。

産みたくないときにでも妊娠するからだをもっている女性の健康にとって、どんな法律や制度が必要なのか、わたしたちはもっと考える必要があります。

あとがき

2002年は、わたしが「女の人権と性」に目を向けるきっかけになった、優生保護法（現在の母体保護法）「改正」問題がおこって、ちょうど20年になります。

当時1980年代、世のなかはバブルに向かって右肩上がりに景気の上昇が続き、多くの国民が高度成長の神話を信じていた時代でした。国は、経済成長を支える労働力の確保と、来《きた》るべき高齢社会の対策に、少子化に歯止めをかける必要性を打ち出していました。

そんななか1982年、政府自民党内で、人工妊娠中絶を禁止して女たちに子どもを産ませよう、妊娠中絶の許可条項を定めてある優生保護法を「改正」しようとする動きがありました。

これに対して女たちは、「からだの自己決定権」を主張して、反対運動を展開しました。「自分のからだのことは自分で決める、いつ、何人子どもを産むか、産まないかは、国や社会や家族や相手の男性の指図で決められるのではなく、妊娠の当事者である女性の意思にゆだねられるべき」。これは今日にいたるまで、「からだ」の運動を続けてきた女たちの意識ですが、わたしが「女の健康」を社会的な問題と結びつけて考えるようになったきっかけでした。

女性の健康は、セックス、避妊、妊娠、妊娠中絶、出産など性に関わるできごとと、深く結びついています。ですから、これらが安全に行われることこそ、女性の健康にとって大切なことです。

しかし子どもが社会資産として人口政策の対象となる社会では、産む働きをもつ女性のからだは、国の政策が子どもの数を増やしたいか、減らしたいかで、出産を奨励するか、避妊を奨励するかに、変化します。

そして女性の意思に関わりなく、それらが行われるとき、女性の健康破壊がおこるのです（たとえば、性や避妊についての情報がかたよっているわが国では、予期せぬ妊娠や性感染症による健康被害がおこっています。出産賛美の性教育は、不妊の女性たちのこころの健康を傷つけます）。

その後、優生保護法「改正」の動きはひとまず終息しますが、少子化対策はこの20年、さまざまな形で登場します。1985年母子保健法を「改正」して、すべての女性に「母性手帳」を交付し、母親となる自覚をもたせようという構想（廃案になりましたが）、1990年人口動態統計で、女性が生涯に産む子どもの数が戦後最低の1・57人に落ち込んだことが発表されると、国や自治体をあげ、マスコミも巻き込んでの「産め産めコール」「ウェルカム・ベビーキャンペーン」が展開されます。御用学者らは「ひとりっ子はよくない」と発言、旧厚生省は「高齢出産を避けさせる」方針から、「高齢出産でも大丈夫」という方針へと大転換、旧文部省は「産ませるための性教育」の強化など。人工妊娠中絶を実施できる時期が、満24週から22週未満に引き下げられたのもこのころ、経口避妊薬ピルの認可が凍結されたのは、1992年のことでした。

しかしこの20年、女たちの意識にも少しずつ変化がおこります。バブルの絶頂期、労働力の不足から女たちの職場進出が進み、「雇用機会均等法」成立とその改正、「育児休業法」の成立などによって、子育てと仕事の両立の道が少し開けました。1990年ごろを頂点としてバブルが崩壊して、就職難の時代が到来しますが、男たちの稼ぎに頼って家庭を守り子育てしていれば安泰、ではなくなってきましたから、生活するために女も仕事を、という状況になっています。それにつれ、子どもを産む意識も、「産むのがあたり前」から「育てることが可能かどうか、考えてから産む」、「子どもをもつ意味を考えてから産む」といった変化がみられます。

女が子どもを産まないと、「労働力不足になる」という10年前の企業の論理は、失業率が上昇を続ける現在、すでに破綻しています。また「高齢社会を支えきれなくなる」と言われても、「子どもを産んで解決するとは思えない。老後のことは自分で考える」。つまり、国の言うことに踊らされず、自分のことは自分で考えようという意識が育っています。

1992年国際人口開発会議、1994年世界女性会議をへて、「リプロダクティブ・ヘルス／ライツ（性と生殖における女性の健康／権利）」という概念がもたらされましたが、いまだなじみにくいものです。しかし、こんな舌をかみそうなことばを使わなくても、女たちの意識のなかに、性やからだのことは自分の人生設計のなかで自分で決める、という意識が根づけばそれでよいかもしれません。

これからは女性の生き方も、多様化するでしょう。違った生き方を認め合い、自分らしい生き方を実現する女たちのうねりが、ひろがってゆくことになるでしょう。

な

は

た

さ

からだを感じよう／インデックス
To Feel your great body / Index

あ

か

からだを感じよう
著者　丸本百合子
発行日　2002年8月第1刷
発行者　落合恵子
発行　クレヨンハウス
東京都港区北青山3-8-15
TEL 03-3406-6372 FAX 03-5485-7502
URL http://www.crayonhouse.co.jp/
印刷・製本 大日本印刷株式会社

ISBN 4-906379-97-4 C0095
初出『音楽広場』1995年5月号～『月刊クーヨン』2002年3月号